Secret Shopping!
韓国美容整形スタイルブック

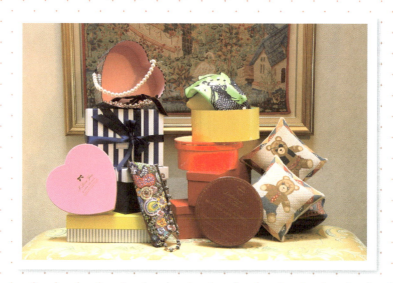

ピ・ヒョンジョン 著

CUON

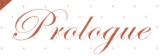

シアワセな整形手術のために

　美容整形がかなり大衆化した今もなお、整形手術に最も大きな影響を与えているのは、驚くべきことに身近にいる親しい女性たちから聞かされるクチコミ。

　湯水のように湧いて出るオンライン・オフラインの情報により、整形手術に関する情報は普遍化されたと言われているが、富の両極化と同様、整形情報にも両極化現象が表れ始めている。美容整形の専門医をしのぐほどの知識をもつ人がいる一方、無許可の眉の入れ墨を受けたり、不適切にボトックス注射を打ったりしている人はいまだに存在する。

　世間を驚かせた「扇風機おばさん」※¹のショッキングな事例があるにもかかわらず、自分の手術目的を明確にしないまま、手術を受ける病院も十分リサーチせずに手術台にあがる人は今も多い。整形手術のつらい副作用を味わった女性たちに話を聞くと、ほとんどが間違った情報をうのみにし、なにも疑問を持たずに手術を受けた結果、ひどい目にあったと答えている。

　美容エディターとコラムニスト、テレビの美容番組企画者として長年活動してきた私ですらも、実はこの本を書くまではしっかりした整形手術に対する知識を持っていなかったことを告白しなければならない。

　整形手術の成功に欠かせないのは、本当に自分には整形手術が必要なのかを明確にすること、もし本当に必要だと思うなら、自分にとって必要な手術はなんなのかを正確に認識することである。そして、自分にとって最適な医者を探すことこそコンプレックスを克服し、本当の美しさを完成させることのできる「シアワセな整形手術」を実現できるのだ。

※1　2004年にドキュメンタリー番組にとりあげられた女性のこと。無許可の病院で整形手術を繰り返すうちに「顔が扇風機ほどの大きさに腫れている」と噂されるようになった。

ただ、この3つは雑誌や新聞記事、病院のホームページからは探せない。整形専門家の資料から探すのも難しい。どれだけ情報があふれていようと、自分にとって本当に必要な整形情報を見分けられる能力を身に着けることは、他人任せではできないからである。

後悔しない整形ショッピングをしよう！

自分に合った整形手術を見つけるためには、客観的で奥深い整形情報はマスト。整形に関する取材を行いながら私が切実に感じてきたのは、深層にまで踏みこんだ整形情報を得るのがとても難しいということだった。医者ごとに施術のスタイルが分かれ、手術の効果をめぐって真っ向から意見を主張しあう姿を目の当たりにし、非常に混乱させられた。

この本の中で私が伝えたいのは、もしあなたが整形手術を計画しているなら、知らなければならない基本的な原則と、誤った整形手術を避けるために肝に銘じておくべき指針、そして、最小限これくらいは知っておいたほうがいいと思われる整形手術の方法と術後のケア、副作用に関する情報である。

誰かを真似て手術するのが当たり前になってしまっている今、なによりもこの本が自分に合った本当の美とはなにかを考えてみるきっかけになればと思う。私たちは化粧品や洋服を買うように整形手術すらも手軽に買える世の中に暮らしている。消費者として後悔せずに買い物を楽しむために、知っておくべきことが山ほどある。整形手術はほかの買い物と違い返品がきかない。だからこそ正確で慎重な判断力がより重要になる。整形が良いか悪いかといった論争から一歩進んで、自分が本当に美しくなるための整形手術の物理的、心理的方法とは何なのかを人々が探しだしてくれることを切に願ってやまない。

ピ・ヒョンジョン

Contents

Prologue シアワセな整形手術のために ……… 2

Trend 整形のトレンドは変わる！

1 男性40％以上「彼女の整形気にならない」……… 8
2 ナチュラル・ビューティーとは？ ……… 10
3 芸能人Trendの変遷 「SラインからVラインまで」……… 12
4 芸能人の整形手術 ……… 21
5 スピーディーで自然なスマート整形 ……… 24

Beauty あなたはどこまで美しくなれるか！

1 整形にまつわる論争　女たちの妬み ……… 28
2 自然美人 ……… 31
3 あなたは整形中毒？　それとも整形マニア？ ……… 33
－自己診断テスト－ ……… 35

Technic 整形テクで容姿の資産価値を高めよ！

パーツ別の整形からイメージ整形へ ……… 38
<10 Pattern Image Making>

1 ホットなトレンド キュート・フェイス　ソン・ヘギョ ……… 39
2 高級感ただよう ラグジュアリー・フェイス　イ・ヨンエ ……… 40
3 時空間を超えた美しさ クラッシック・ビューティー　コ・ソヨン ……… 41
4 年齢はただの数字 エイジレス・ビューティー　ファン・シネ ……… 42
5 顔より体で勝負！ パーフェクト・ボディライン　オク・チュヒョン ……… 43
6 魅力的な セクシーSライン　イ・ヒョリ ……… 44
7 子どものような顔 ベビー・フェイス　イム・スジョン ……… 45
8 この顔になりたい 21世紀のモダン・フェイス　ユン・ウネ ……… 46
9 純粋な彼女の ピュア・ビューティ　イ・ナヨン ……… 47

10 バービー人形のような ロマンティック・セクシー　チョン・ジヒョン …… 48
★ Secret Shopping File Ⅰ 整形後の副作用を避けるために必ず守るべき7つの規則 …… 49
★ Secret Shopping File Ⅱ いい医者を見分ける4つの基準 …… 50
★ Secret Shopping File Ⅲ 整形広告を見きわめる5つの方法 …… 51
★ Secret Shopping File Ⅳ 整形手術の最適なタイミング …… 52

How to Operation　整形は知識が多いほど成功する！私に合った手術方法

1 「目の整形」自分に合った二重まぶたをさがそう！…… 56
2 「鼻の整形」理想的な鼻とは！…… 68
3 「Vライン整形」フェイスライン＝美人の条件 …… 74
4 「バスト整形」一瞬でSラインを完成！…… 82
5 「脂肪吸引整形」ボンレスハムにさようなら …… 86
－脂肪吸引に用いられる多種多様な方法－ …… 88

Petit　メスを入れずお手軽に！人気のプチ整形

1 「ボトックス」…… 92
2 「レーザー」…… 94
3 「リフティング」…… 96
4 「ヒアルロン酸」…… 98
5 「脂肪移植」…… 100
6 「頭皮・毛髪治療」…… 102

Special Advice 1　美容整形手術Q&A「99の気になるあれこれ」…… 105
Special Advice 2　美容整形医院&医師「ソウル・プサンのクリニックガイド」…… 123
Special Advice 3　美容整形施術別費用一覧 …… 141

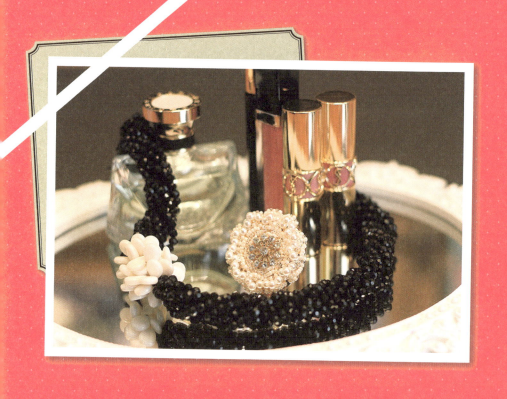

Trend
整形のトレンドは変わる！

「あなたは自分の容姿に満足していますか？」と聞かれて「はい」と答えられる祝福された女性が世の中にいったいどれくらいいるのだろう？　キム・テヒやチョン・ジヒョンのような万人が認める美人ですら、自分の容姿に不満をもっているというのに。どんなに容姿に関心がないという人でも、美しくなることで自分の人生が変わるかもと想像したことが一度くらいはあるはず。

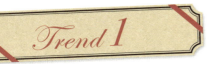

男性の40％以上
「彼女の整形気にならない」

　新学期になると別人のように変わった人でキャンパスがあふれ返るとの大学生の言葉は、あながち大げさすぎるとは言えない。会社員が夏季休暇や盆暮れの連休を利用して整形するのは、もはや流行を通り越して日常になっている。今や私たちは、日常生活の中で自然に整形手術について会話する時代に生きている。

　世の女性たちを「美人」と「そうではない女」に分ける一部の男性たちのせいとも言えるが、自分の容姿に満足したいと願い、美しくなることに女性たちが心を奪われている表われでもある。

狎鴎亭(アックジョン)の某カフェ——
久しぶりに会った後輩のM君と私はこんな会話をしていた。
「先輩。俺、彼女の誕生日プレゼントとして鼻の手術代を出してあげようと思うんだけど、どう思う？　喜んでくれるよね？」
「そうなの。近頃はローンを組んでまで整形する人も多いのに、あなたの彼女ったら本当に幸せものね」
「彼女、いつももうちょっと鼻が高かったらって言っているからさ」
「でも、自分の彼女が整形するの、イヤじゃないの？」
「整形したあとに付き合ってだまされるよりマシだよ。キレイになったら彼女も嬉しいし、俺もハッピーだし、別にいいんじゃない？」

　M君の笑顔を見ながら、整形に対する男たちの意識がずいぶん変わったと実感した。M君のように自分の恋人にプレゼントとして整形手術の費用を出してあげるケースも増えている。「韓国は整形をすすめる社会」との言葉を実感する瞬間だ。
　この事実を秘密にしておくか、それとも話す？

整形は就職難を救う？

　整形する理由のひとつに、近年の就職難もあげられるのではないだろうか。ある大企業の人事担当者も、「同じ条件なら容姿のいいほうに目がいく」と打ち明けている。

　私の親しい後輩であるＫさんは、大学を卒業した後の就職活動で1年間に30回近く就職試験に落ちた。面接に落ち続け、すっかり気落ちした彼女は、悩んだ末に整形を決意した。

　彼女はまず脂肪吸引と食事療法でぜい肉を落とし、がっしりした顎のラインをボトックスで修正したあと、服装もパリッとしたスーツに変えた。親しみがあって賢そうな、柔らかな印象の持ち主にかわった彼女から、しばらくして就職が決まったとの連絡を受けた。

　整形後に就職が決まった人が、本当に整形のおかげで合格したかどうかは分からない。だが、数百対一の競争率で、似たような条件の競争者が紙一重の差で当落が決定する状況なら、就職を控えた人は1点でも加算点を得るためになんでもするという心情ではないだろうか。

　社会現象や外見至上主義などを議論する以前に、「よほど就職活動が大変だったのだろう」という気がしてくる。私たちは整形の新しいパラダイムの中で今も混乱している。手術のつらさは耐えられても、外見からくる不公平には耐えられないと感じる世の中に生きているということなのかもしれない。

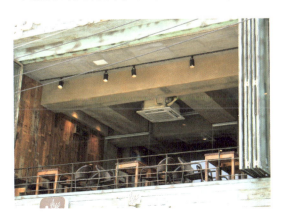

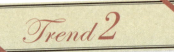

ナチュラル・ビューティーとは?

　先日、ある化粧品ブランドの専属モデルKの広告写真を見た私は、「モデルがキム・アジュンに変わったのかしら?」と目を疑った。角度45度の横顔で写真におさまっている彼女は、丸みを帯びたおでこと鼻のライン、より濃くなった目元がまるでキム・アジュンそっくりだった。芸能人の中から天然美人を探し出すのは、たしかに難しい。こればかりは正確に調査して明らかにできるようなことではないからだ。

　化粧品ブランドの「ザ・フェイスショップ」が、女性3,500名を対象に2週間かけて「あなたが思うナチュラル・ビューティーとは?」というテーマでオンライン・アンケートを実施したのだが、「ナチュラル・ビューティーになるために最も重要な条件は?」との質問に54%が「肌」と回答した。

　特にこのアンケートで注目すべきは、整形美人に対する女性の意識が肯定的なものに変化しているということ。「ナチュラル・ビューティーと整形はどんな関係?」とたずねた項目では、回答者のうち57%が「整形したかどうかは大きな問題ではない」としている。「整形手術をしようがナチュラル・ビューティーとはまったく関係ない」とする回答も20%「整形してもそれが自然ならナチュラル・ビューティー」との回答も37%にのぼった。

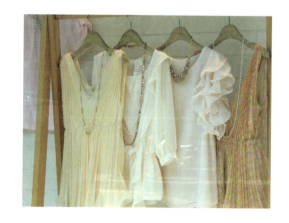

整形に対する意識変化

整形しても見た目が自然なら問題ないとするアンケート調査結果に、私はとても驚いた。ナチュラル・ビューティーとは、普通なら人為的に顔をいじっていない人、つまり整形したことのない人のことを指すものなのに、この調査結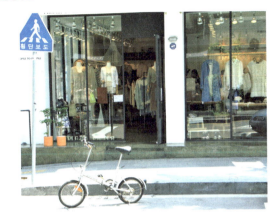
果で明らかとなったのは、そうした固定観念が完全に崩れているということだ。整形をしたとしても、見た目が自然ならナチュラル・ビューティーとする反面、整形がバレバレな顔は整形美人ということになるのだろう。

もしそうなら、整形をしたかどうかは美人の基準としてはなにも影響しないということではないだろうか。

これからの時代は、「整形したかどうか」ではなく、「どんな風に整形したか」がより重要なのだ。だからこそ、インターネットにめまぐるしく出回っている情報やクチコミなどで整形の知識を得るより、自分に合った整形情報を探して結果をほぼ100％出せる手術をすることがより重要になっている。

もちろん、整形についての否定的な見方や、整形美人は本物の美人ではないと思っている人もたくさんいる。でも明らかなのは、正確な目的をもって計画的に賢く行う整形手術には、人を笑顔にする力があるということ。

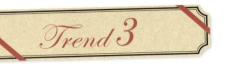

芸能人Trendの変遷
「SラインからVラインまで」

　1990年代初期以降は男女を問わず長い脚と小さな顔が美の基準となった。西洋的な容姿に鍛えられた肉体を持つイ・ジョンジェ、チョン・ウソン、チャン・ドンゴンが人気を集めるなか、男性たちのあいだに「モムチャン」※2旋風が次第に吹きはじめた。

　一方、2000年代以降からは、「花のような美男子」スタイルが大勢を占めている。背が高く、筋肉のついた磨かれた体でありながらも、小顔で可愛らしいベビー・フェイスでなければならない。カン・ドンウォン、チョ・インソン、RAIN、コン・ユ、イ・ミンホなどの共通点をみれば、おのずと愛され顔の傾向が分かる。

　女性の場合、1990年代に入ると美女の傾向が彫刻のような顔よりは、化粧気のない清純さをもち、ジーンズにTシャツというスタイルでもなぜか決まって見える、そんな飾り気のない自然派美人へと美の基準も変わったのだ。

　2000年代は清純からセクシーへと美の基準が180度変わる。その一方で多様なイメージと魅力をもつスターが次々と美の新たな基準として浮上してきた。イ・ヨンエ、ソン・ヘギョ、ハン・ガイン、キム・テヒなど、小さな顔に大きくて明るい目、柔らかな鼻先、白い肌など、美人の要素を兼ね備えたスターは今も愛されている。

　一方でそれほど高くない鼻と相対的に平板な顔のチョン・ジヒョンの清純さとセクシーさが調和した絶妙な魅力や、イ・ヒョリのカリスマ性のあるスタイリッシュな魅力、ベビー・フェイスの顔にSラインのボディをもつハン・イェスルやボーイッシュな健康美をほこるユン・ウネなども多様な美しさを

※2　鍛え上げられた美しい体。

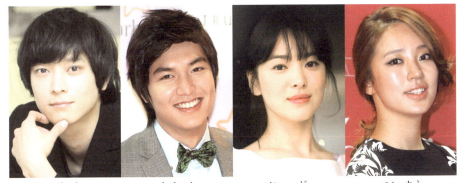

| カン・ドンウォン | イ・ミンホ | ソン・ヘギョ | ユン・ウネ |

みせている。セクシーさにおいて最も重要なボディラインは、2000年代以前に比べるとはるかに美の基準として重視されている。

スターのSラインからVラインまで

2000年代のソン・ヘギョの身長は約160センチ。イム・スジョンやキム・テヒの身長も高いほうではない。彼女たちのような指おり数えられる程のスターをのぞけば、キム・ヘス、イ・ヒョリ、キム・アジュン、ヒョニョンなど身長が170センチ近いグラマラスなスターが今女性たちから熱い視線を浴びている。ボディラインがキーワードになる時代になった。「Sライン」[※3]や「Vライン」[※4]などもこうした流行を反映した言葉だと言える。特に、最近の女性たちは小さな顔に長い手足をもつ八頭身系に熱狂する。テレビ画面やスクリーンは完璧なボディを誇る芸能人で埋めつくされている。「顔がブサイクなのは我慢できるけど、体がブサイクなのは許せない」とうそぶく男たち。20代であれ40代であれ、男性が女性たちのボディラインにこだわるのは同じようだ。

※3 英語の「Slim bodyline」の略。横から見た女性の体が、バストとヒップが盛り上がってS字のように見える理想形。
※4 顔を正面から見た時、フェイスラインがV字型にスッキリ、シャープになっている。

1. イ・ヒョリのような腰

　典型的な美女でもなく八頭身でもないイ・ヒョリが韓国最高の人気スターになったのはひとえに彼女の魅力的な腰のラインのおかげといえよう。彼女の小さな顔ほどもある豊かなバストと、その下に流れるやわらかなSラインの曲線が豊満なヒップへと絶妙につながっている。特に脚が長いわけでも最強のヒップラインでもないが、腰の曲線がすべての身体的な欠点をカバーしているといってもいい。

　引き締まった腹筋を引きたて、よりセクシーにみせてくれるのがイ・ヒョリのトレードマークである縦長のヘソ。縦長のヘソが運動によって鍛えられた彼女の腹部をよりセクシーにみせている。丸いヘソや突き出たヘソよりは、縦長のヘソのほうがはるかにセクシーに見える。

2. キム・ヘスの天然もののバスト

　キム・ヘスのような一級品バストになるためには、セクシーさとともに堂々とした雰囲気が必須で、そこに豊満で弾力のある胸がそろえば鬼に金棒。キム・ヘスのバストのポイントは自然に少しさがった胸のラインにある。そびえたつような整形の胸より自然なU字の曲線がはるかにセクシーであり、彼女のように豊満なバストになりたいと望むなら、まずは豊胸手術をする必要がある。胸の形や大きさによって、どんな豊胸バックを入れるかやどこから入れるかなどの手術方法を十分に検討が必要。やせ型の人の場合は筋肉の下に豊胸バックを入れ、触感をより自然にするにはシリコン・ゲルの豊胸バックを使う。

　バストは加齢とともにしぼんでくるが弾力のあるバストを望むなら、高周波を使って強力な熱を肌の奥深いところの真皮と皮下脂肪まで伝達し、新たにコラーゲン生成を誘導し弾力を与えるダイナミック複合レーザー治療をおすすめする。

3. 鎖骨の女王ユン・ウネのような首のライン

　少し突き出た鎖骨はセクシーさだけでなく首のラインをより強調してくれる。ユン・ウネは女性芸能人ナンバーワンの魅力的な鎖骨の持ち主。徹底したボディ管理プログラムを受け、ぽっちゃり型からＳラインのセクシー美女に様変わりした彼女が鎖骨美人としてエントリーした。はっきりとラインが見える鎖骨はセクシーの極み。整形手術でつくりたいなら、フィラーを使った鎖骨隆起施術を受ければよいだろう。

4. キム・アジュンの脚線美

　彼女の長い脚は韓国女性が最も憧れる理想に近い。理想的な脚とは、かかとを付けて立ったとき太ももとひざ、ふくらはぎ、くるぶしの４点が付いていて、太もも内側の三角の部分、ひざの上下、足首のあいだに隙間ができる脚線美を指す。うしろ姿はこんもりとヒップアップされ、太ももの裏側の筋肉と脂肪がほどよく発達しており、ヒップと太もものラインが自然なＳラインを描かなくてはならない。

5. コン・ヒョンジュのふくらはぎ

　近頃はひとつのトレンドや一種類のスタイルだけではなく、多面的な雰囲気の美しさを追求する。その中でも女性たちが最もなりたがっているのが、まさに清純な顔にグラマラスなボディ、すらっと伸びたふくらはぎのラインではないだろうか。スーパーモデル出身らしく長い脚の持ち主であるコン・ヒョンジュは、清純なロングのストレートヘアに合わせたスリムな体がセクシーでありながらも女性的な印象を与えている。ともすれば清純なだけに見える彼女をセクシーにみせているのが、なんといってもすっきりしたふくらはぎといえる。

6. チョン・ジヒョンのヒップ

　チョン・ジヒョンが顔よりも美しいボディラインで脚光を浴びているのは周知の事実。彼女が愛される理由は豊かなバストと腰のくびれよりも、適度なボリュームのあるヒップのおかげといえよう。ヒップラインが美しく上がっていると、脚が長く見えるという効果もある。ヒップが広がって垂れて見えるのは、ヒップの上部と真ん中の脂肪が多く、下のほうに押し流されているせいなので、手術でヒップの脂肪を再配置すればよい。平べったいヒップをボリュームアップしたいなら、お尻の内部にプロテーゼを挿入する施術法がある。

7. ハン・ガイン鼻 VS. ミン・ヒョリン鼻

　いつからか私たちは理想的な鼻への憧れを抱くようになった。

　ハン・ガインの鼻はスッと伸びて先がとがっている。ミン・ヒョリンの鼻は全体的に少し厚みがありながら鼻先が丸いという「かわいいブタ鼻」型であるのに比べ、ハン・ガインの鼻はもう少し鼻柱が狭く鼻先が少し上向いた形をしている。両者は「とがった韓国の伝統靴（ポソン）のような鼻」と「かわいいブタ鼻」なのだが、共通点は二人とも鼻先が少し上向いている点にある。このふたりのように鼻先の形と角度が顔全体として調和をなしている鼻の形が最近大人気のホット・トレンド。ミン・ヒョリンは幼いながらも線の太い印象を、ハン・ガインは顔下半分（鼻の下から顎先まで）の小ささとマッチした可愛らしくはつらつとした女性らしい印象を鼻から与えている。

8. キム・テヒの目

　パチパチ、可愛らしく目をキョロキョロさせるキム・テヒが CM の中でウインクする。彼女の大きな目は顔の3分の1は占めようかと思われるほどで、

残りの部分に高い鼻と厚みのある唇がバランスよく配置されているような印象。キム・テヒの魅力といえば、やはりバービー人形のような上下に大きい丸い目といえよう。不自然なほど二重まぶたが強調されているわけでもなく、目頭切開や目尻切開をした形跡が見てとれるわけでもない。なによりも黒くて大きな瞳が彼女の目をよりいっそう大きく美しいものにしている。アイメイクをほどこしたときに最もドラマティックな演出ができる目でもある。

時には映画やドラマなどで、驚いたり困ったりした表情をつくろうと大きな目をいっそう大きく見開く彼女の演技をオーバーに感じることもある。それでも普段の彼女の目が柔らかくて女性らしく、グラマラスな印象を与えるため、人々の視線をくぎ付けにするポイントになっている。

9. ソン・ヘギョの唇

ソン・ヘギョは顔の形と目、鼻、唇のすべてが自然で調和のとれた顔をした数少ないスターだ。昔はさくらんぼのような小さくて薄い唇が美しいとされていたが、最近の女性は美しいという言葉よりセクシーという言葉を褒め言葉と受け取るほど。だからアンジェリーナ・ジョリーのようなふっくらした官能的な唇に人気が集まるのだ。

TVをみながらソン・ヘギョの顔を見ていると、男女を問わずそのえもいわれぬ魅力に引き込まれてしまうのだが、その秘密は濡れたような瞳とふっくらとした唇にある。

10. キム・ヒソンの顔の形

一般人と芸能人両方から憧れられているキム・ヒソンの魅力は、なんといっても手のひらに隠れるくらい小さな顔。韓国人の大きな特徴である顔の屈曲がほとんどなく、余計なものが一切ないすっきりしたフェイスラインは、最近流行のVライン顔のまさに代表。

バービー人形のような屈曲のない骨と筋肉の調和により、彼女の顔には弾力がありたるみがない。小さな顔の中に大きな目と可愛らしい鼻と口がバランスよく配置されており、おかげで首も長く見え、背も高く見えるため、全体的なプロポーションも美しく見える。

11. チョン・ドヨンのおでこ

　これまでみてきたように、美人は顎が少し小さめでおでこが広い。丸みを帯びたおでこは若く見えるポイント。実際チョン・ドヨンは目鼻立ちが完璧に整った美人ではない。目、鼻、口を別々に見れば、ベストに選ばれるのは難しい。それにもかかわらず彼女が輝いて美しく見えるのは、まさに丸いおでこのおかげだろう。

　おでこに比べて顎は相対的に細くて小さく、40代前半の年齢ながら10代の少女を演じても違和感がないほどの若さを維持している。そのうえ、手術した形跡がほとんどない自然な鼻と目の調和がナチュラルな美しさを感じさせる。笑うと広がる目尻の小ジワと切れ長の目も、彼女の丸いおでことよくマッチしている。

KOREAN BEAUTY 12人の女優たち

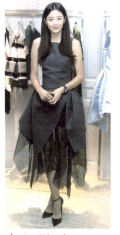

ナョン・ジヒョン

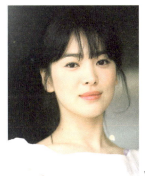

ソン・ヘギョ

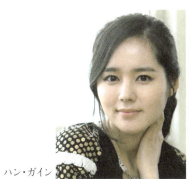

ハン・ガイン

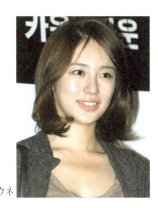

ユン・ウネ

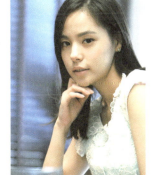

ミン・ヒョリン

コン・ヒョンジュ

KOREAN BEAUTY 12人の女優たち

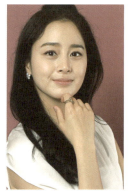

キム・テヒ

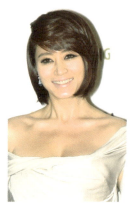

キム・ヘス

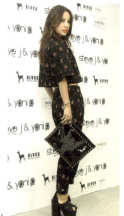

イ・ヒョリ

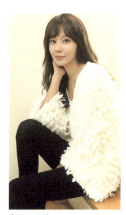

キム・アジュン

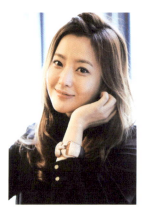

キム・ヒソン

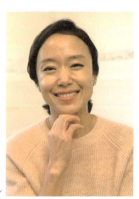

チョン・ドヨン

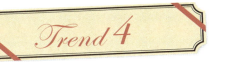

芸能人の
整形手術

　「ドリームクリニック」のハン・ミジョン院長は、芸能プロダクション数社に所属する新人タレントのイメージ・コンサルティングを行う専門家だ。彼女の手にかかった芸能人は数十人におよぶ。とはいえ、彼女は問答無用でどことどこを直すべきといった単純な指摘をするだけではない。
　「整形手術をしなくても整形と同じ効果が得られるんですよ。ヘアスタイルやメイクを変えるだけでも印象を変えられるし、目の形や顔のラインまで違って見えるのですから」
　「ヘア・メイクもインスタント整形だと？」
　「ええ。ただ単に美しく顔を変えるだけではダメなんです。もともと持っている個性まで消してしまったら、本当の美人とは言えないから。自分が持っているものの中からよい印象を引き出せるように、明るくて好感のもてるイメージづくりやバランスのとれた目鼻立ちにすることを考えないと。こうした整形コンサルティングという哲学がないから、最近の芸能人はみんな似たような顔になってしまうんです。誰が誰だか見分けがつかない写真もありますからね」

　オク・チュヒョンやヒョニョンといったジャンヌ・ダルクが現れたおかげで、美人になって戻ってくる芸能人は、恥じらいがちに、でも堂々と、整形の事実を明らかにできるようになった。
　そのうえ、何回整形してもほとんど分からないくらい発達した韓国の整形技術によって、新人から中堅まで整形は最も基本的なビューティー・ケアのひとつになった。こうした芸能人たちは、まさに整形トレンドのリーダー。経験をかさねた人ほど多くのことを知っているのと同様、今最も美しく見え

る顔にどうやったらスタイリングできるかを彼女たちは熟知している。

　では、芸能人が最も受けている施術にはどんなものがあるのだろう？「エヌビークリニック」のクォン・ハンジン院長がインタビューで明らかにした順位を書き出すと、以下のようになる。

1位……ボトックス

　若さの媚薬と呼ばれるボトックス。ボトックスは通常3ヶ月に一度打たないと同じ状態を維持できない。すっぴんをセルフ撮りしたり、TVにすっぴんに近い状態で登場するなどの果敢さを演出するために、芸能人は周期的に美容整形医院や皮膚科を訪れ、シワの除去とフェイスラインの矯正を行っている。

　施術を受けたことがまったく分からないうえに、針のあとも2～3日で消えるため、簡単に行え、かつ満足できる整形手術である。

　芸能人の手術代はどれくらいかかっているの？

「ハン院長、一度の手術で平均何ヵ所くらい手を入れるものですか？」

「通常3～4ヶ所くらいやると、きれいになったのが分かりますね。顔がある程度デザインされるので」

「価格は？」

「2,000万ウォンほど」

　最初の一歩こそ遠いものの、2回目、3回目、4回目と繰りかえすのはそんなに苦ではないのだろう。だから整形中毒に陥る芸能人も増えている。

2位……顔の輪郭

　40代のキム・ヒエ、コ・ヒョンジョン、コ・ソヨンなど、年齢不詳のベビー・フェイスなスターたち。年齢よりも若く見える顔をつくるために、顔をより卵形に、目鼻立ちは立体感を際だたせる手術がトレンド。

　長くて厚ぼったい顔の形よりも短くて丸い顔がより好まれる。それぞれの顔の形に合わせて各部位をデザインしながら手術してくれるオーダーメイドの輪郭手術がより自然なベビー・フェイスをつくる。

3位……脂肪吸引

　物議をかもしたお笑い芸人イ・ヨンジャとキム・ミリョのおかげで有名になった脂肪吸引手術。男女を問わずナイス・ボディやSラインを誇る芸能人が大挙して現れる中、平凡な体で競争力の劣る芸能人は医学に力を借りざるをえなくなった。

　スポーツで体を鍛える芸能人も多いが、運動では鍛えにくい部分は脂肪吸引や脂肪

の移植手術で彫刻のような体にできる。TVだけではなく、雑誌やグラビア雑誌などで完璧なボディをみせるために、スターは病院でボディラインをデザインしているのだ。

4位……豊胸

「セクシー」が最高のほめ言葉になる中、芸能人が胸の谷間のラインをあらわにしても、今や世間は驚かなくなった。映画祭などの様々な授賞式では、ノーブラに深く切り込んだV字のドレスを身にまとってこそ「トレンドセッター」と呼ばれる。胸の小さな芸能人にとっては恐ろしくコンプレックスになるに違いない。

そのうえ胸が小さいと服に着られてしまうので、平均的なサイズであるBカップくらいには豊胸するのが基本。特にSラインがトレンドになる中で、胸は大きく、太ももは細く、腰や脚は脂肪吸引を行うなどの大工事が行われているのが実情なので、現代の医学がつくりだした「バービー人形のようなスター」が続々と増えている。

5位……シワの除去

HD画質から4K TVの時代が到来し、スターのあいだで一番ホットな話題となっているのが顔のシミ・そばかすと小ジワ。加齢とともに自然とうまれる現象とはいえ、画面いっぱいに広がる自分の顔を直視しなければならない芸能人にとっては恐怖の対象。

6位……鼻の整形

『コーヒープリンス1号店』の主役ユン・ウネのボーイッシュな魅力を引きたてたトレンディーで洗練された鼻、ハン・ガインのツンと上向いた鼻、ミン・ヒョリンの一級品鼻まで、芸能人のくっきりした横顔への憧れは強まるばかり。芸能人が鼻の整形を行うのは、実際には人より高い鼻をしていても画面では平面的に映るため。それで、より高い鼻を望むようになるそうだ。

7位……目の整形

芸能人の必須整形コードといえば、ベビー・フェイス。顔の若々しさを維持する整形パーツが、まさに目である。すでに二重まぶた手術は整形のうちに入らないほど一般化しているが、最近では二重まぶたにする手術よりもかたちをデザインする手術がより脚光を浴びている。二重まぶたの形をデザインするために、目頭切開、目尻切開、脂肪除去を追加オプションとして加えることが多いとのこと。

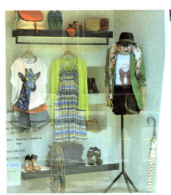
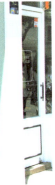

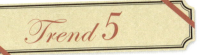

スピーディーで
自然なスマート整形

　ボトックスや二重まぶたの手術は取り上げるまでもないほどに大衆化してしまったが、皮肉なことに美しさの基準を主導しているのは「すっぴん」旋風だ。過程ではなく、美人になった結果を重視し、整形であれメイクであれ、やったかやらないか分からないほど自然でなければ、本当の美人とは認められないのである。

　これと足並みをそろえるように、整形のトレンドはより緻密なテクニックに向かっている。気づかれないように美しくなれる多様な方法を、競うように提示している。まさに呼び名も多様で「ちょこっと整形」「別人整形」「複合整形」「クイック整形」「プチ整形」などなど。これらの名称の共通点は、手術した形跡がなく、小さな変化で一度に美しくなることを意味しているのだが、こうした整形方法を総称して「スマート整形」と呼ぶ。

　スマート整形の代表的な特徴は「プチ整形」と呼ばれる。手軽に手術ができるのが利点で、メスで切ったり骨を削ったりせずにシワをなくしたり自分の望む部位の形を整えることができるため、最近は若い人のあいだで脚光を浴びている手術方法である。

　ボトックスやフィラー、微細な部分への脂肪移植なども、ほとんどは注射による手術なので30分以内で受けることができ、回復も早く、手術した形跡が残らない点がメリット。そのうえ気に入らなければ原状に戻すことも簡単なので、「一度渡ったら戻れない橋」だった以前の整形手術の概念を完全に変えてしまった主役でもある。持続期間が短いため、繰り返し手術を受けなければならないのが欠点だが、それも人知れず望みどおりの部位を変えてみるという「人体シミュレーション」だと思えば、むしろ長所ともいえる。

人体に似た成分を注射する
フィラーや、自分の体の脂肪を
利用して注入する微細自家脂肪
（以下、自家脂肪）移植の場
合は、人によっては鼻や頬、バ
ストやヒップなどを一度に整形
できる。そのため週末を利用し

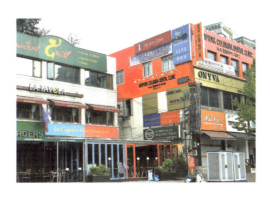

て顔と体のプチ整形を行っても誰もどうして美しくなったか気がつかない。

何度手術しても気づかれない

　スマート整形は韓国では「貴族の整形」とも呼ばれている。簡単な手術によって加齢で貧相になった容姿を若くて上品なものに変えられるためだ。これからは誰でも10年前の顔に戻れる。年齢による顔のたるみは30代中盤から後半の女性なら誰でも思い悩むこと。こうした悩みを解決する施術として、ボトックスやフィラー療法でフェイスラインを矯正したり、顔を髪のラインに沿って切開し皮膚を引き上げる方法が行われている。

　ただ、韓国整形トレンドの中心地であるソウルの江南では、マジックリフトが新たな方法として浮上している。この施術は突起のある糸を顔に挿入し、たるんだ筋肉を引っぱり上げ、突起がコラーゲン腺を刺激してシワが自然にピンと張る原理を応用 もので効果は２〜３年位。

　脂肪を高熱で破壊し、レーザーで伸びた皮膚に弾力を与える手術もある。運動ではなかなか落ちない脂肪部分をすっきりさせてくれる「ダイナミック脂肪破壊術」は、一度の手術でウエストを２〜５センチほど細くでき、痛みは少ない。１時間以内に手術が終わり回復も早く、そのうえ内臓脂肪も治癒が可能なため、健康にもいいという。

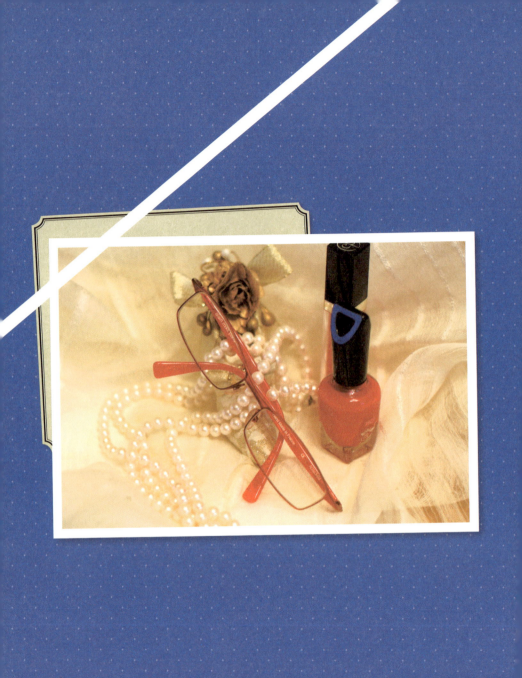

Beauty
あなたはどこまで美しくなれるか！

どんな服を着ているか、どんなブランドのバックを持っているかで「リッチに見えるかどうか」が決まっていた時代は終わった。靴や服はお金さえあればいつでも手に入れられるが、「金持ちっぽく見える」外見は、時間と努力とお金を持続的に投資しなければ保てない。

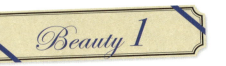

整形にまつわる論争
女たちの妬み

「顔は美人だけどファッション・センスがゼロね」、「ブランドでかためているけど、全然リッチに見えない」。それこそ「大きなお世話！」と言いたくなるだろうが、自分の姿にはそれほどこだわっていないのがそういう時の女たちなのだ。「イケてる誰か」を相手にあれこれと文句をつけずにいられないのが女の独特な本能ともいえる。

芸能人の整形ってなぜ気になるの？

「韓国は整形共和国」、「容姿が一番重視される国」など、韓国のいきすぎた容姿至上主義を批判する言葉を耳にしたことのある人は多いのではないだろうか。この小さな国がブランド品の消費量では日本に次ぎ、整形では整形先進国のアメリカ、ブラジルと肩を並べている。

「グランド整形外科」のユ・サンウク院長は、「人口比からみて、これほど整形した人が多い国は珍しいでしょうね」としながら、外見を重視しトレンドに敏感な国民性が整形人気を高めているとの認識を語った。ところで、これほど整形が一般化されたにもかかわらず、整形へのアンチはなくなっていない。これはなぜだろう？

こと容姿に関しては容赦なく「批評家」になってしまう気質は、芸能人を対象とした時に一層はっきりあらわれるようである。
「Aの卒業写真がインターネットに流出したんだけど、見た？　カンペキに別人だったよ」
「あの女優、知り合いが高校の同期なんだけど、昔はあんな顔じゃなかったんだって」
こんな会話に加わった経験は、誰でも一度くらいはあるはず。芸能人の

整形はインターネットで話題になり、一気に関心を集めるため、過激な書きこみや真偽をめぐる攻防戦などが芸能人を苦しめている。

　いくら人の注目を浴びる公人とはいえ、一般人も整形をたくさんしているのに芸能人ばかりが非難されなければならないのはなぜだろう？　芸能人は平凡な一般人とは差別化される特別ななにか（容姿、才能、魅力など）をもっていることが多い。だが、過去の写真を突きつけて、その突出したなにかは以前にはなかったという事実や、作られたものであることが明らかになれば、「あの人も整形前はどうってことなかった」とか「あれのどこが生まれつきなの？」などという非難を浴びることになる。焦点は常に「あの人はどうせ整形美人」というところにある。こうしたインターネットユーザーの態度について精神科医は「自分より恵まれている人をほめたくない心理と、自分だってお金さえあればあんなふうになれるのにという欲望が内在しているのでは」と分析する。容姿も競争力のひとつと言われる今の時代、多くの人がよりいっそう容姿に敏感になっているということもあるだろう。

整形をしたか VS. どんなふうにしたか

　誰もがプラダを着た悪魔になりたいと憧れ、買い物中毒者たちが伝授するショッピングのノウハウがもてはやされるのが今の世の中。でも、ファッションだけがトレンド・セッターの基準ではない。

「くすんだシワシワの顔でブランドの服を着てどうするの？　近頃じゃ素肌がピカピカでスタイルも抜群じゃないと、ホンモノのブランド族とは呼ばないのよ」

　アッパークラスを夢見る友人が、ある日そう私にいった。自分の容姿も責任もてないのに、どうして自分の現状や未来に責任が取れるだろう？投資をしなければ利子が増えないのと同じで、容姿に投資することも未来の精神的、物質的な成長をもたらす方法になりうるのだ。

「あら、ヤダ。あなた、ほうれい線が出てるわよ。ちょっとフィラーでふっくらさせていらっしゃいよ」
「友だちがレスチレンをやったけど、完璧にソン・ヘギョみたいな顔になったわ!」

　こんな会話は今や女性たちのあいだでは日常となった。「素肌の美しい人こそ本当の美人」という認識と「すっぴん」ブームが到来した昨今、最大限化粧をしないことこそ一級の素肌をつくると認識されている。すっぴんのクオリティーを高めるためには、スキンケアに高額を投じるか、整形に頼るしかない。時間とお金をどれだけ肌に投資するかによって、見た目年齢が10歳も変わることさえあるのだ。

　一方、「若く見える」が最高の褒め言葉となった今、「アンチ・エイジング」は美における最高のトレンドとなっている。私がインタビューしたある売れっ子シューズ・デザイナーは、普段最も好んで着るのはわずか数千ウォンのTシャツだと答えた。でも、ジュエリーと肌のケアには何百万ウォンかけても惜しくないとか。洋服は東大門(トンデムン)で安く買ったものでもコーディネート次第でスタイルよく見せられるが、肌は元の状態がクオリティーを決めるからなのだそう。

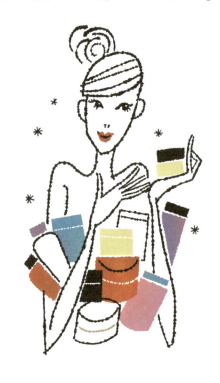

Beauty 2

自然美人

　整形美人に反対し、自然美人を支持する集まりもある。画一化された美人観から抜け出し、個性あふれる本来の姿を愛そうという主旨でつくられた反整形カフェでは、自然美人であることを立証する芸能人の幼い頃からの写真が掲示されており、誰が最高の自然美人かを決めるための投票が行われている。

　ゆがんだ美意識がもたらす弊害をただそうという動きは、ファッション界でも少しずつ広がりを見せ始めている。世界中のファッション業界がガリガリにやせたモデルを業界から締め出すことに決めたのも、その端的なあらわれである。イタリア政府は摂食障害などではないと証明できるものを提示したモデルだけがファッションショーの舞台に上がれるようにし、16歳以下のモデルがファッションショーに出ることも禁じた。シャネルのクリエイティブ・ディレクターであるカール・ラガーフェルドが、やせすぎを理由にモデル3名を降ろしたのは有名な話だ。

▎美の基準は絶対的で相対的

　整形が大衆化する中、手術結果の比較対象が増えたことも、整形を増加させるひとつの要因となっている。人々はほかの人の結果を横目に見ながら、自分ももっとスリムに、もっと高く、もっと豊満にすればよかったと思い、ほかの人が手術で入れたプロテーゼのほうがより自然に見えるような気がしたり、新しい技術で再施術を受ければもっといい結果が出るのではないかなどと絶え間なく比較してしまうのである。自分の個性を忘れ、誰それのようになれなかったと失望する。手術では解決できないほどの高い理想を目標にかかげるのは危険な発想だ。整形は美しさについての固定観念をとり

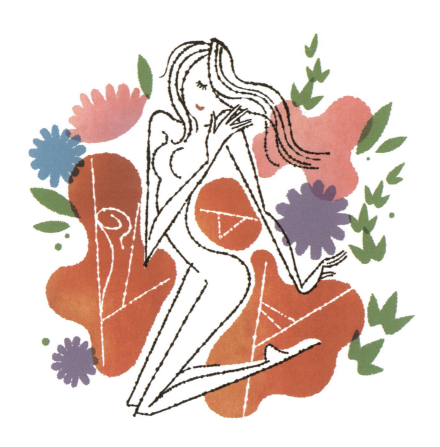

　払い、自らを美しいと思えるように手助けする道具として活用されるときこそ、価値を発揮する。

　美容整形が自信と幸福感をもたらしてくれるのは確かだが、心理的な不安感やいきすぎた比較意識と競争心理に縛られていては、どのような手術を受けても満足感を得ることはできないと美容整形医も述べている。整形以前に、人にとって最も大事なものは、自分を愛する気持ちなのだ。整形をおこなう時も、その出発地点が他人との比較であってはならず、自分を本当に愛する気持ちから始まるべきであるということを忘れないでおこう。

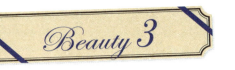

あなたは整形中毒?
それとも整形マニア?

　今や整形の良し悪しなど道徳的な問題を論じる時期はすぎた。すでに整形は「一部の人間の特権」ではなく、多くの女性たちがすでに経験していたり、あるいは経験したいと熱望する分野になって久しいのである。「容姿至上主義」や「見た目重視」、「美人シンドローム」といった言葉で美しくなりたいと願う女性たちの欲求や行動をやみくもに批判したり、一方的に断定することはできない。ただ、整形がショッピングと同じように生きていくうえで必要なもののひとつに数えられるようになったからには、自分に合った手術を選ぶために、十分なリサーチが必要である。

　整形中毒の代表例として、テレビ番組によって有名になった「扇風機おばさん」があげられる。次第に扇風機のように大きく醜くなる自分の顔を見ながらも、自分の顔にサラダ油を注射することをやめられなかった彼女は、注射を終えた直後だけはおそらく不安を解消できていたのであろう。
　美しくて若々しい外見をもち、ほかの女性たちに差をつけたうえで、中身も賢いことを認めてもらいたいとの心理が、整形中毒にもつながっている。
　整形中毒になってしまった場合は、まず「なぜ整形するのか」をしっかり確認することが最も重要であり、そのうえで整形以外のほかの心理的な解決策を探ってみなければならない。

　アメリカのTVドラマ『セックス・アンド・ザ・シティ』の主人公キャリーが何百万円もの靴を自宅に飾っているからといって、彼女を買い物中毒、すなわち精神疾患とみなすことはできない。もちろん、家賃を払うお金もないのに一足500〜600ドル以上もする靴を買い集めるキャリーの姿に呆れ

はするものの、ひとそれぞれ幸福の条件があるように、素敵なハイヒールを手に入れることによって彼女の人生がバラ色になるなら、そして素敵な靴を買い集められるだけの能力が本人にあるなら、さほど大きな問題にはならないだろう。

　たとえば私が素敵なスーツを買ったあと、その服に合う靴とバッグ、ヘアスタイルまで変えたくなったとしても、買い物中毒とみなすことはできないと思う。整形もこれと同様である。一度手術を受けてみたら新しい顔に合った顎や鼻も欲しくなったと聞いて、短絡的に整形中毒に陥っているなどと断定することはできない。整形マニアとは、新たな満足を求めて自分を常に開発していく人のことを指し、整形中毒とは、なにをしても常に自分に不満で、整形にばかりしがみついている人のことを指す。

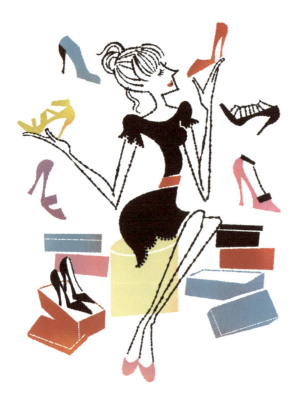

「ウィード整形外科」のキム院長に整形中毒と整形マニアを区別できる簡単な自己診断テストの監修をしてもらった。以下の質問にチェックをつけてみよう。6個以上なら、あなたは整形中毒に近く、それ以下なら整形マニアに近いと判断していいだろう。

自己診断テスト

- ☐ 1. 自分の容姿にひとつ以上嫌いだと思う部位がある。
- ☐ 2. 人は私の容姿や私がいやだと思っている部位を可愛いというが、それでも私はいやだ。
- ☐ 3. 私は嫌いだと思う部位を克服するために、手術以外の方法で努力し、満足したことがある。
- ☐ 4. 整形手術を受けるため、私は今時期をさだめてお金を貯めているところである。
- ☐ 5. 私はもっときれいになるために、不適切な手段でお金を稼ぐつもりでいる。もしくは現在そうして働いている。
- ☐ 6. これまでに美容整形医院を5ヵ所以上行ったことがある。
- ☐ 7. これまでに2度以上同じ部位を整形手術したことがある。
- ☐ 8. 整形手術を受けたあと、ひと月以内に望みどおりの容姿にならなければ気がおさまらない。
- ☐ 9. 整形手術によって完全な別人になりたい。
- ☐ 10. 整形手術を受けたあと、周囲の評価にかかわらず、自分が目的としていた結果が得られなければ耐えられない。
- ☐ 11. 手術結果に満足できなければ、必ず再手術やそれ以上を行うつもりである。
- ☐ 12. 病院を決めるため明確な目的意識もなく5ヵ所以上訪問し、ドクターに次々と会う。

＊チェック6個以上・・・整形中毒に近い
＊チェック6個未満・・・整形マニアに近い

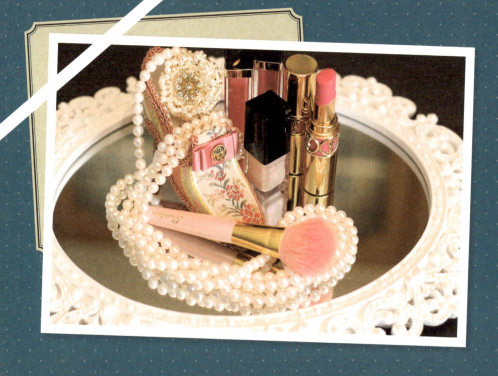

Technic
整形テクで容姿の資産価値を高めよ！

整形手術を何十回も受けたのに、まったくしなかった人より美しくない人、整形手術を1度しかしていないのにバレバレの人、整形手術をしないほうがずっとよかった人など、何百回も悩んだうえ高い費用を投じたのに、あまりにも悲惨な結果に終わるケースは決して珍しくない。なぜそんなことになってしまうのだろう？

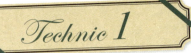

パーツ別の整形から
イメージ整形へ

　ファッション雑誌のネタといえば、最新の整形トレンドや施術法、パーツごとの手術法の紹介が今や欠かせないものになっている。目を可愛くしたい、鼻を高くしたい、顔を小顔にしたいなど、ほとんどのパーツに対して「もっとこうだったらキレイになれるのに」と人々が思うのは、人情として無理からぬこと。ただ近頃は美意識が多様化し、美容整形も大衆化しているため、パーツをどう変えるかという具体的なことよりも、イメージで語る整形手術が増えている。

　では、今女性が一番似せたいと思っている容姿をイメージで選び、それにあった整形手術の方法にはどのようなものがあるか「ウィード整形外科」、「スエズアベニュー」、「ドリームクリニック」の院長が、女性たちのなりたいイメージを10種類選びだし、顔を1ヵ所だけ手術することでそのイメージに変身することが可能になるメニューを考案した。
　10種類のイメージにそれぞれ一番ピッタリだと思う芸能人をとりあげ、彼女たちの顔のつくりを分析し、整形手術の被験者が抱いている「なりたい自分」のイメージに近づけるために最も効果的だと思われる1ヵ所を手術し、イメージどおりに華麗に変身させるというもの。1ヵ所だけ手術することにこだわったのは、美しくなるためには、必ずしも全身改造をする必要はないということを示すためだった。
　整形被験者の容姿を分析し、一番劇的な効果をあげられると思われる施術部位を当事者と医師が相談しながら決めていったのだが、手術からひと月たった後、当事者はもちろん、医師も喜びを隠しきれずにいた。

10 Pattern Image Making

1 ホットなトレンド キュート・フェイス

ソン・ヘギョ

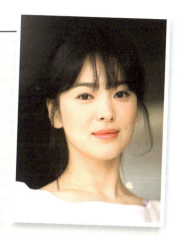

　最近のホットなトレンドといえば、可愛くて洗練された容姿。芸能人でいえば、ソン・ヘギョやチョン・ジヒョン、ハン・ガインなど。彼女たちの共通点は、目と顎が奥まっていて、目から下の顔の長さが短い「ベビー・フェイス」。顔はどんどん小さくなり、目、鼻、口が大きい「ビーナス像型」が、今時代が求める現代的な美人像なのである。可愛らしい印象を与えるための整形手術の3つのポイントは、丸いおでこ、大きくて丸い目、目の下の涙袋。もちろん、ソバカスのないきれいな肌は必須だ。

Q1. 可愛いらしいイメージづくりで一番重要なポイントは？

　端正な雰囲気と優雅さを感じさせながら、童顔に見せるのが丸いおでこ。キュート・フェイスを完成させるための一番大事なポイントといえます。おでこを丸くし、キュート・フェイスをつくる方法には、プロテーゼやフィラー施術などいくつかの方法がありますが、自家脂肪を移植するのも効果的です。（キム・ジヒョク院長）

Q2. 一番キュートなスターは誰？　その特徴は？

　愛嬌のある芸能人でいえばヒョニョンさんが真っ先に浮かびますね。特に、彼女の鼻にかかった声にピッタリの目の下の涙袋が彼女のチャーム・ポイントです。彼女が笑うと、可愛らしい目もとからはつらつとした元気一杯な感じや愛嬌が伝わってきます。また、目の下に丸々と盛り上がっている頬の肉のおかげで、彼女の好感度が上がったと言っても過言ではないでしょう。目の下にフィラーの一種であるパーレインを注入すれば、丸い頬をつくることができます。（キム・ウォンジュン院長）

Technic

10 Pattern Image Making

② 高級感ただよう ラグジュアリー・フェイス
イ・ヨンエ

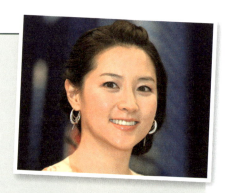

　顔から自信があふれるラグジュアリー・フェイスには、堂々とした高級感がただよう。イ・ヨンエ、コ・ヒョンジョン、キム・ヒソン。彼女たちの共通点は彫刻のような横顔、陶器肌、ちいさな顔いっぱいにあふれるボリューム感。ラグジュアリーな整形手術の3つのポイントはVラインの頬、いやみを感じさせない高い鼻、毛穴レスのなめらか肌。顔の中で最も面積を占めている頬は、実は一番見過ごしがちなところ。ラグジュアリーな顔づくりには頬の適度なボリュームが欠かせない。太ってパンパンな頬ではなく、優雅な曲線を描いて顎のほうにつながる顔のラインこそが、ラグジュアリー・イメージの基本であり完成形。これからは目、鼻、口が美しいだけではダメなのだ。

Q1. 簡単にラグジュアリーになれる施術方法は?
　鼻や唇によく使われているフィラー整形を頬にも適用できます。レスチレンを注入すれば望みどおりのボリューム感を得られ、施術後すぐに日常生活に復帰できるため、多くの人に選ばれています。(ユ・サンヒ院長)

Q2. ラグジュアリー肌の条件とは?
　ラグジュアリーな肌の第一条件は、なによりも白くてきれいであること。中でも毛穴ひとつ見えないなめらかな肌は、いかにもリッチそうな印象を与えます。ソン・ヘギョ、イ・ナヨン、チョン・ジヒョンなどが「すっぴん」写真ですらラグジュアリー感をかもし出す理由として、毛穴が目立たず肌が白いことが大きく作用しています。ピーリングのひとつであるブルー・ピーリング施術は、毛穴のないきめ細かな肌をつくり、高級なイメージをつくるのに役立ちます。(ハン・ミジョン院長)

10 Pattern Image Making

3 時空間を超えた美しさ
クラシック・ビューティー
コ・ソヨン

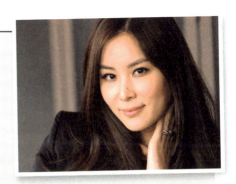

　多くの女性が憧れるクラシックな美しさをもつハリウッドスターと言えば、オリビア・ハッセー、グレース・ケリー、ビビアン・リーをあげられよう。彼女たちの共通点は女性らしく優雅な顔つき。韓国ではコ・ソヨン、キム・ヒソン、イ・ヨンエなどがこうしたクラシック・ビューティーの系譜と言える。クラシック・ビューティーをつくる整形手術の3つのポイントは、ナチュラルでくっきりした二重まぶた、そびえたつような鼻筋、そして陶器のような肌。

Q 1. 顔の中で鼻が重要視される理由&クラシックな鼻のラインとは?

　鼻は顔の比率や調和に欠かせない最も重要なポイントで、なめらかにおでこからつながる鼻のラインがとても重要です。高くてすっきりした鼻が顔に立体感を与え、完璧な顔にしてくれます。現在はフィラーと自家脂肪移植で簡単に鼻の形を矯正できます。(ユ・サンヒ院長)

Q 2. 最高の深みと美を与えてくれるクラシックな目のポイントとは?

　世の東西を問わず、人の顔で一番重要だと思われているのが目です。二重まぶたが大きくてはっきりした目は、美しさだけではなく人に対する好感と信頼を高めるためです。特に東洋人には一重まぶたの小さな目が多いため、性格的にきつそうな印象を与えがちですが、二重まぶたの手術を受けることでしっかり見開いたすっきりした目になれます。二重まぶたにするだけで、時代やトレンドに左右されないクラシックな顔が完成します。(イ・ソンジュ院長)

Technic

10 Pattern Image Making

④ 年齢はただの数字
エイジレス・ビューティー

ファン・シネ

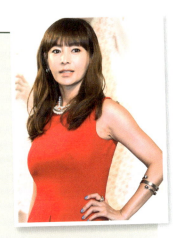

　若くみせる要素として顔の形や目鼻立ちも重要だが、なんといっても弾力があって透明感のある肌はマスト。チョン・ドヨン、キム・ヒエ、ファン・シネ。彼女たちの共通点は10代にも劣らない弾力のある肌とボディ。シワがひとつもないといえばウソになるが、実年齢より10歳若くサバをよんでも誰もが信じてしまうだろう。エイジレス・ビューティーをつくる整形手術の3つのポイントは生き生きした顔、弾力のあるボディ、シワのない肌。

Q1. 年齢をかさねても若く見えるポイントは?

　年をかさねるにつれ、肌の弾力を維持するコラーゲンとエラスチンが減少し、全体的な顔の弾力が急激に落ち、徐々に顔が四角くなります。そうなると目鼻立ちがぼんやりしてきて顔のラインが崩れます。50歳をすぎたファン・シネや40代後半のキム・ヒエのように、年齢をかさねても20代のはじけるような肌の弾力を維持することが、まさにエイジレス・ビューティーの基本ですが、近頃は様々なアンチ・エイジング治療が発達しており、手術をしなくても10歳くらい肌が若返ったようにみせる施術に人気が集まっています。(ハン・ミジョン院長)

Q2. 弾力のあるボディをつくる施術方法は?

　50歳をすぎても20代のときよりもっと完璧なボディをもつファン・シネ。スリムなだけでなく、ボディライン全体がリフトアップしています。年をとると顔だけではなく、ボディラインも崩れるものですが、30代から40代かけて顔の次に目に見えて垂れてくるのがヒップです。この頃からジーンズをはくのがためらわれるようになります。ヒップの上部に肉がつかずボリュームがないのに、ヒップの下には垂れた肉がたっぷりとつき、見苦しいうしろ姿になります。ユン・ウネやキム・アジュンのジーンズの広告をみると、ヒップアップされていて非常に弾力があります。また、ヒップの上部からボリュームラインがはじまっているを見てとれます。ヒップアップ手術を受けるだけでも、ジーンズの着こなしがまったく変わります。(キム・ジヒョク院長)

10 Pattern Image Making

5 顔より体で勝負!
パーフェクト・ボディライン
オク・チュヒョン

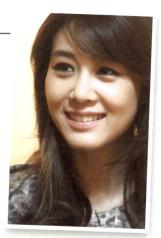

　すべての女性の望みであり夢である、スラリと伸びた完璧なプロポーション。この時代を生きる全ての女性が望む完璧なボディとは、やせすぎず健康的かつスリムなボディである。オク・チュヒョン、キム・アジュン。彼女たちの共通点は魅力的な体つき。特にオク・チュヒョンは、生まれもってのナイスボディでなく、努力と管理でパーフェクトになれることを証明している。パーフェクトなボディを完成するための整形手術の3つのポイントは、左右対称のバランスのとれた体と、やせすぎず弾力のあるボディライン、なめらかな太もも外側のライン。

Q 1. やせすぎてもいけないパーフェクト・ボディのポイントは?

　最近はガリガリにやせているより弾力があってバランスのとれたボディが好まれています。これからはやせ型でもバランスのよさや肌の弾力がないと、魅力的なボディに見えません。とにかく大きな胸にガリガリの脚であればいいというのではなく、自分の体に合った適正な比率にすることが大切です。体型の左右の比率や、皮下脂肪がかたよって付いていることによるデコボコのラインをなめらかにしてくれるカイロプラティック(脊椎矯正治療)、経絡マッサージなどがオススメです。(ハン・ミジョン院長)

Q 2. パーフェクトなボディで太もものラインが重視される理由は?

　今のファッション・トレンドとしては、ピッタリと体に密着させるスキニー・ジーンズとレギンスが流行中です。つまり、スリムな下半身のラインと脚線美が求められているということです。ですが多くの女性はダイエットをしても最後まで下半身、特に太ももがなかなかやせません。通常、太ももはヒップラインの下方に厚みをもって発達するのですが、そうなると脚が短く見える上に上半身と下半身の比率が違って見え、もともとの本人のサイズよりも太って見えます。脂肪吸引をすれば太もものラインを効果的に改善できます。(キム・ジヒョク院長)

10 Pattern Image Making

6 魅力的な
セクシーSライン

イ・ヒョリ

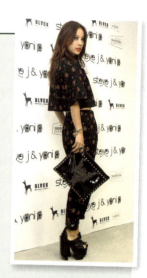

　きれいで美しい目鼻立ちももちろん重要だが、セクシーな美しさといえばまずはボリュームのあるSラインの体がマスト。イ・ヒョリ、アイビー、ソ・イニョン。彼女たちの共通点は、まさに歌うセクシー・アイコン！

　彼女たちはパーフェクトなSラインで常にセクシーな美しさを強調する。ハリウッドスターには、ビヨンセ、ジェニファー・ロペスなどがあげられる。全世界的なセクシー・トレンド旋風が吹く中、セクシーなSラインのスタイルを完成してくれる整形手術の3つのポイントは、くびれた砂時計型のウエスト、ボリュームのあるバストライン、官能的な唇。

Q 1. セクシーなボディに重要なポイントは？

　最近の女性たちはセクシーな体に高い関心をもっています。彼女たちが最も強調したがるポイントは、ボリュームのあるバストとヒップとでつくられる、くびれた砂時計型のウエストですが、まさにセクシー・ボディの最大のポイントがそこにあります。ウエストは上半身と下半身の連結部分ですが、Sラインを中心にこの部分にしっかりとくびれがあり肌に弾力があれば、バストとヒップによりいっそうボリューム感が出て、ドラマティックでセクシーなボディラインになります。（ハン・ミジョン院長）

Q 2. セクシーなボディにしてくれるバストは？

　セクシーな体といえば、誰もがボリュームのあるバストを最初に思い浮かべます。ですが大きなバストこそが最もセクシーであるとはいえません。むしろ大きすぎると肩と脊椎（せきつい）に無理が生じる恐れがあり、重力で下に垂れるのでセクシーに感じられません。豊胸手術を受けるには、全体的なバランスを十分に考えて適度な大きさにすることが重要です。（キム・ジヒョク院長）

10 Pattern Image Making

7 子どものような顔
ベビー・フェイス

イム・スジョン

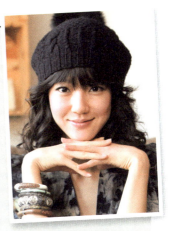

　ファッション・コレクションやブランドの広告には、可愛らしくて子どものような顔をしたベビー・フェイスのモデルがたくさん登場する。韓国内でも実年齢より若くみせるベビー・フェイス人気はまだおさまる気配はない。イム・スジョン、シン・ミナ、トップモデルのジェマ・ワード。彼女たちの共通点は、顔を見ただけではまったく年齢が分からない点。はてしなく幼く見える彼女たちのようなベビー・フェイスをつくる整形手術の3つのポイントは、ソフトな顎のラインがつくる小さくて細い顔、油分の少ないすべすべの肌、そしてバランスのとれた立体的な横顔のライン。

Q 1. ベビー・フェイスの条件とは?

　目、鼻、口が可愛いだけではダメです。顔の輪郭、つまり全体的な顔の比率とラインが一番重要なのです。ベビー・フェイスとは、丸くて広いおでこが顔の中で一定の比率を占め、顎が小さく、頬に適度なボリュームがあり、笑ったときに頬骨の辺りが形よく盛りあがる顔をさします。反対に老けて見える顔とは、顎が四角く角ばっていたり、顎がない顔、また、おでこが狭く頬と頬骨の辺りにボリュームのない顔です。フェイスラインがなだらかな曲線を描かないので、実年齢より老けて見えます。(ユ・ウォニル院長)

Q 2. ベビー・フェイスの肌を保つにはどんなお手入れが必要?

　まるで子どものように白くてすべすべした肌が優れたベビー・フェイスをつくります。ニキビや皮脂で脂ぎっていたり、デコボコした肌ではベビー・フェイスと呼ばれるのは難しいですね。肌によくない生活習慣を改善し、症状に合わせて多様な皮膚科の施術を受けるなど、継続的なケアと努力が必要です。(ハン・ミジョン院長)

10 Pattern Image Making

8 この顔になりたい
21世紀のモダン・フェイス

ユン・ウネ

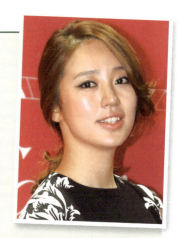

　一時のトレンドという枠を超えてなお変化する現代美の基準。そんなモダン・フェイスとはどんなものなのだろう？　モダン・ビューティーをつくりだす整形手術の2つのポイントは、広くて長い二重幅のくっきりした目と、目鼻立ちをより際立たせてくれる小さな顔。多くの話題をふりまいたドラマ『コーヒープリンス1号店』は、主役のユン・ウネがボーイッシュな女の子をトレンドとして押し上げた。もちろん少年っぽいショートヘアにラフなTシャツ、さばさばした喋りかたが彼女をよりボーイッシュにみせたのは言うまでもないのだが、実は彼女を最も輝かせていたのは、スマートな横顔の輪郭と切れ長の目なのである。

Q1. モダンな顔とは?

　60年代には当時大人気だったモデル、ツイッギーの小さな顔とショートヘアが流行しましたが、近頃もショートヘアがとても流行しています。ショートヘアは顔を隠せるロングヘアとはちがい、顔の形と大きさをさらけだします。ツイッギーのように小顔であればエキセントリックな髪形も似合います。現代的な美人になるには、まず顔が小さくなくてはいけません。骨格がそれほど問題にならないなら、施術ではなく経絡マッサージによって顔に丸くついた筋肉をほぐし、血液の循環を促すことでよりバランスのとれたスリムなフェイスラインをつくることができます。（ハン・ミジョン院長）

Q2. 洗練された現代的なイメージを最も左右するパーツは?

　かつては東洋的な顔、つまりさほど大きくない目鼻だちをしていることこそ魅力的であるとされたのですが、今は小さな顔に大きくてくっきりした目をした、より西洋的な顔つきが好まれる傾向が強いです。ただ、東洋人は目尻の側に俗に蒙古ヒダと呼ばれるシワがあるため、同じ二重幅でも目がより小さく見え、きつそうに見えることが多いのです。横長で二重まぶたがはっきりとした目が、まさに現代的でモダンなイメージを与えるといえるでしょう。（イ・ソンジュ院長）

10 Pattern Image Making

⑨ 純粋な彼女の
ピュア・ビューティー

イ・ナヨン

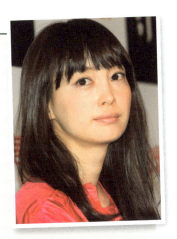

　女性らしくて純粋そうな顔の条件とはなんだろう？　細くてスリムなフェイスラインとシミ・そばかすのない透明な肌がまずあげられる。イ・ナヨン、スエ、ク・ヘソン。彼女たちの共通点はまさに清潔で清純なイメージ。子どものように純真な微笑と、天使のようなピュアフェイスをつくりだす整形手術の3つのポイントは、シミ・そばかすのない白く輝く肌、スリムなフェイスライン、ハリがあってシワのない肌。

Q 1. 年を重ねてもピュアな魅力を維持する秘訣とは?

　通常、年をとれば幼い頃のようなピュアな魅力は失われ、円熟味を帯びるようになります。顔のあちこちに老化サインがあらわれ、なめらかなフェイスラインが奪われていくためですが、おでこと目尻のシワこそが老けて見える張本人なのです。顔のあちこちにできてしまった老化と生活習慣によるシワはフェイスラインのなめらかさを損なうので、これ以上症状がひどくなるまえにしっかりケアをし、老化の進行をふせがなくてはなりません。（ハン・ミジョン院長）

Q 2. ピュアなスタイルにとって最も重要なポイントは?

　ピュアな美しさといえば、赤ちゃんのような白くてきれいな顔がまず浮かびます。目鼻立ちももちろん大切ですが、純粋さをそなえるには、まだらのない透明できれいな肌が一番大切です。特に20代中盤をすぎたころから、紫外線により目尻や口の上のほうにメラニン色素が沈着し、シミやそばかすがたくさんできますが、ホワイトニング化粧品やメイクで完全にカバーすることが難しいシミ・そばかすはきれいで純粋なイメージの最大の敵です。（ユ・サンヒ院長）

10 Pattern Image Making

10 バービー人形のような
ロマンティック・セクシー
チョン・ジヒョン

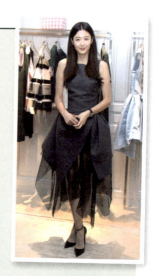

　清純でありながらもセクシーでありたい。すべての女性が夢見るロマンではないだろうか。時にしとやかに、時に生意気でセクシーに。まるで猫のような魅力をもつロマンティックなセクシー・スターの秘訣といえば、セクシーなボディラインと清純な顔を持ち合わせていること。チョン・ジヒョン、ハン・イェスルの共通点はここにある。恋愛ドラマの主人公からセクシーで傲慢な妖婦のイメージまで、ロマンティック・セクシーのイメージに変身するための整形手術の3つのポイントは、すらりとしたふくらはぎ、すっきりしたVラインの横顔、少女のように細い腕のライン。

Q 1. ロマンティック・セクシーになるためのポイントは?

　セクシーなボディラインはバスト、ヒップ、太もものボリュームを強調します。ロマンティック・セクシーは、これに加えて手足がもっと細くて長く、少しか弱そうに見えるボディをいいます。腕のラインが長くてすらりとしていると清純そうに見え、より女性らしさが際立つため、男性が守ってあげたくなる魅力的な雰囲気をかもし出すようになります。(ハン・ミジョン院長)

Q 2. 今注目されているロマンティック・セクシーの代表的スターといえば?

　チョン・ジヒョンさんは、目鼻立ち自体は可愛らしくてこじんまりとしていますが、背が高く、セクシーなボディを強調することが多いです。清純さとセクシーさの両方を兼ねそなえているという意味で、ロマンティック・セクシー・スタイルの代表株といえましょう。一方、ハン・イェスルさんは猫のような目とセクシーな顎のラインが大きな役割を果たしていますが、正面から顔を見るとラインが下に向かってなだらかにVラインを描き、顔全体がとても小さく、リフトアップして見えます。こうした小さな顔と弾力のあるVラインになりたいとの問い合わせが増えています。(ユ・ウォニル院長)

Secret Shopping File Ⅰ
整形後の副作用を避けるために必ず守るべき7つの規則

1. 手術前に持病などに関する事前検診が必要
脳疾患、高血圧、糖尿病、肝疾患、免疫体系異常、心臓疾患などの持病があり抗生剤を服用している人は、手術に影響がでるため美容整形医院に知らせる必要がある。また、避妊薬やビタミンE製剤、アスピリンなども服用は避けたほうがよい。

2. 手術前に過度な喫煙や飲酒をしない
喫煙によって体内にニコチンが増えると、抹消血管を収縮させ術後の傷の治りが遅くなる。また、アルコールは傷口の炎症を引き起こす可能性があるため、多量に摂取しないよう注意が必要。

3. 一度に何ヵ所も手術しない
かつて、ある歌手が整形手術を一度に何ヵ所も同時に行い、ICUに運ばれたことがある。顔やバストなど何ヵ所も同時に手術を受けると、出血多量になったり止血がうまくいかず、問題が生じる可能性がある。医者から勧められたとしても、こうしたワン・ストップ手術は避けよう。

4. 大きな手術を受けるときは必ず麻酔科のある病院を選ぶ
顔面輪郭手術は骨を扱う手術なので、全身麻酔が欠かせない。手術を受けると決めるまえに、本当にその手術を受けなければならない状況にあるのか慎重に検討しなければならず、整形手術を欲張りすぎてはいけない。また、麻酔を専門とする麻酔科の医師が病院内に常駐しているかどうか、必ずチェックすべきである。

5. 最先端の設備を整えている病院かどうかを事前にチェックする
酸素内の二酸化炭素飽和度および心血管の状況を正確に把握できる最先端モニター機器などの先端設備を備えている病院かどうか、また、停電に備えて自家発電システムや心血管系の緊急状況にすぐに対応できる自動体外式除細動器などが備えられているかどうか、手術前検査が最大限正確かつ広範囲で行われるかどうか、自分でも把握できていなかった重大な疾病を事前にフィルターにかけているかなどの4点については必ず確認しなければならない。

6. 生理中の手術は避けた方がよい
手術部位が出血する可能性があるため、生理中に手術を行うとアザができたり浮腫〔むく〕む可能性がある。特にバストの手術に関しては、大きさや形に影響がでる可能性があるため、必ず医師と相談のうえ決定したほうがよい。

7. 術後の過度なダイエットや急激な体重増加は危険
術後の傷の回復に支障がでる可能性があるため、特に顔面輪郭、脂肪吸引、バストの手術など大手術を受けた場合は、事前に専門医と相談したほうがよい。

Secret Shopping File II
いい医師を見分ける4つの基準

1. まずは整形専門医をたずねるべし
一番簡単な方法は、病院の看板を確認すること。韓国の場合は、看板に「○○整形外科」ではなく「診療科目　整形外科」とだけ書いてある病院は、整形専門医が運営する病院ではない。ほかには、大韓美容整形専門サイトの整形コリア（www.prskorea.co.kr）で調べる方法がある。もちろん、すべての非専門医がニセモノの美容整形医ということではないが基本的には整形専門医に自分の体をゆだねたほうがより安全である。手術部位だけを切り取って治療することはできないため、より広い視点から患者を見ることができてこそ目や鼻、口、顔の輪郭など全体的なバランスをとることができるのである。また、合併症や後遺症が生じた場合も、美容整形専門医のほうがより専門的な対処能力をそなえている。

2. やたらと手術台に上げようとする医者は避けるべし
もちろんあなたは手術を受けにいったのだからといって、むやみやたらにあちこち全部手を入れようとする医者なら（カウンセリングを受けるとあちこち直したくなるものなのだ）もう一度考え直したほうがいい。自分が売れるものを全部売りつけようとするのではなく、整形コンサルティングをしっかり行う重要な任務が医師にはある。整形手術が必要ないと思われる人には諦めるよう説得しなければならないし、患者にとって整形手術が本当に必要な部位はどこなのかを教えてくれる判断力も求められる。

3. 経験豊富な医師を選ぶべし
美容整形の専門医は経験がものをいう世界だと誰もが口をそろえる。大型で多様な手術を数多く扱っている病院で研修医を勤めてこそ、開業後もその経験を生かし、正確で幅広い視点からよい結果を導きだせるようになる。また、開業から3年以上たっている病院のほうが、より安全だろう。

4. 術後の副作用や経過のよくない部分のケアも しっかり教えてくれる病院を選ぶべし
100％安全な手術はない。現在は医療法上も「副作用がない」、「安全」、「誰でも可能」などの言葉は広告のみならずウェブサイトでの使用も規制され、禁じられている。カウンセリングの中で副作用が起きる可能性についてや術後に起きうる予想外のことがら、術後に気をつけるべき点やケアのしかたもしっかり教えてくれ、アフター・ケアを確実に行ってくれる病院を選ばなければならない。自分が受ける手術について、いい点と悪い点を客観的に知らせてくれる病院を選ぶべし！

Secret Shopping File Ⅲ
整形広告を見きわめる5つの方法

1. 誇大広告はとりあえず疑ってかかる
誇大広告とは、施術結果について絶大な効果を強調するものを指す。病院のウェブサイトやブログなどで「当院の院長だけが行える手術です」などと謳っていたり「頬骨の手術なら麻酔なしでもできます」などと独断している病院は対象外。手術の腕前に断定的な結論をくだすことなど誰にもできないのだ。医師を並ばせて1位からビリまで決める公式機関はどこにも存在しない。

2. 施術方法に関してはトレンドを追求しないこと
整形のトレンドは必要な情報ではあるものの、必ずそれに従わなくてはならないものではない。トレンドは自分に合った整形を探す中でのひとつの基準にすぎない。トレンドも、それに自分を合わせるのではなく、どう取り入れられるか参考にするくらいがちょうどいい。

3. 広告と記事を区別する
近頃では記事広告がどの分野でも大勢を占めていて、消費者に都合のいいことばかりを訴えかけ、信頼を与えて注目を集めることを目的としている。広告と記事を区別する方法は、ページの上段に「記事広告」の文字があるかどうか、あるいはタイトルやサブタイトルにブランド名やロゴがしっかり入っているかをチェックすればよい。また、ひとつの病院を2ページほどにわたって集中的に紹介していれば、それは間違いなく記事広告である。この場合は記事の内容が誇張されていることを前提に読む必要がある。

4. 広告にある手術結果をうのみにしない
手術体験の写真は、当然ながら最もいい結果が出たケースのものを使っているので、広告に出されている結果をそのまま信じないほうがいい。病院を直接訪れてみて、多様な手術事例を直接見てみることと、カウンセリングの際にあなたに合った手術を勧めてくれるかどうかを確認することをおすすめする。

5. 最新の施術方法に踊らされない
病院のウェブサイトや広告内容にあらわれる施術の中には、言い方や名称を変えただけなのにあたかも新しい施術であるかのように宣伝しているものが多い。湯水のようにあふれる情報の中から施術方法をみつけだし、物を買うように「これください」と注文したのでは、あなたの肌や目、鼻、体は究極的な美しさにはたどり着けないだろう。もちろん、偉そうな整形専門医などは願い下げにすべきである。

Secret Shopping File IV
整形手術の最適なタイミング

整形手術を受けるのに最も適した年代は、20代中盤である。

老化防止のための整形手術を受ける最適なタイミングは、30代中盤から後半。30代中盤をすぎて40代に入ると骨粗しょう症がはじまったり、骨折がなおりにくくなったりするため、いい時期とはいえない。また、フェイスリフトやまぶたを引き上げる手術、ほうれい線などの老化関連の手術は、老化がかなり進行した段階で受けても効果が落ちる。30代の顔を維持するためには、30代中盤から後半ごろに手術を受け始めるのが効果的なのだ。

1. 切開による施術法の場合

額リフト・・・40代以降、シワがはっきりしてきたとき。つまり、上まぶたと下まぶたがたるんで視野が狭くなった感覚が出てきたら、手術を受けるタイミング。おでこと眉間のシワもとることができる。持続期間は10年。

フェイスリフト・・・50代以降の垂れ下がった肌とシワが同時に気になるとき。50代はほうれい線がくっきりし、顔が四角く変化する時期なので、深いほうれい線と二重アゴの改善に有効。持続期間は10年。

眼瞼下垂術・・・30代後半。40歳をすぎたあと、上まぶたが垂れて目にかぶさってきたり、下まぶたが垂れてくることで生じるシワの除去に効果的。持続期間は10年。

2. 高周波レーザーによる施術法の場合

サーマージリフト・・・肌がたるみ、シワができたとき。首のシワやひどいニキビあとによい。持続期間は2〜3年。

テノールリフト・・・ボトックスでも治療が困難な深いシワができたときや頬が落ちくぼんだとき。口もと、目もと周りの肌がたるんだとき。持続期間は2年。

3. 薬物による施術法の場合

ボトックス・・・表情ジワ、おでこのシワ、眉間のシワができたとき。持続期間は6ヶ月。

メソリフト・・・シミ、肌のくすみ、小ジワ、赤ら顔、肌のたるみが気になるとき。持続期間は1〜2年。

4. 補充剤を用いた施術法の場合

レスチレン・・・薄いシワができたとき。持続期間は1年。

パーレイン・・・ほうれい線が出たり、唇が薄くなったとき。持続期間1年。

アクアミド・・・鼻筋が低くて悩ましいとき。顎先を矯正したいとき。涙袋の形成や唇の整形をしたいとき。持続期間は3年。

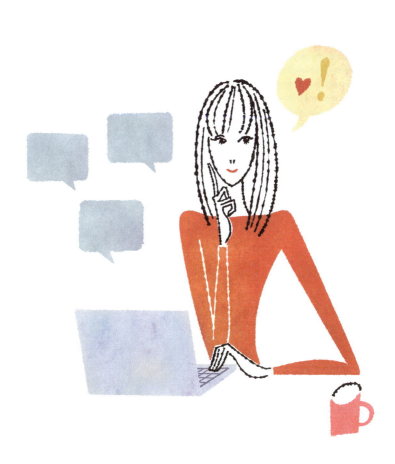

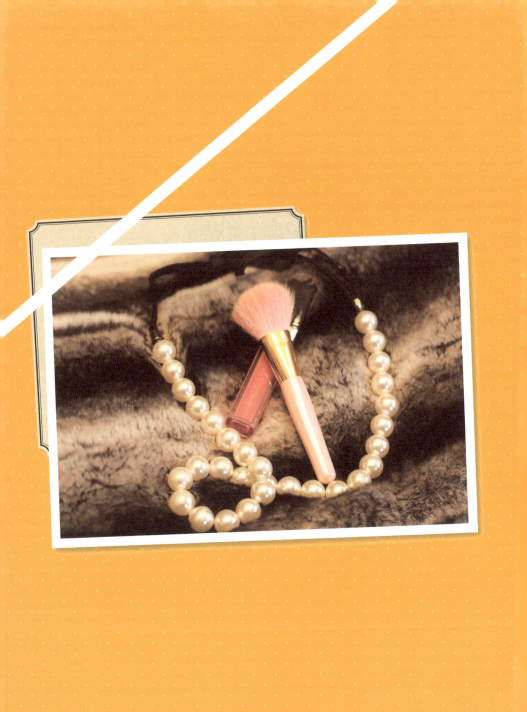

How to Operation

整形は知識が多いほど成功する！私に合った手術方法

整形手術が専門化し細分化する中、今や不可能な手術はないと言っても過言ではない。その上、手術の目的も多様になった。美容整形が目的とはいえ単にキレイになるためではなく、イメージチェンジのため、印象を良くするため、顔の相を良くするためなど、手術を受ける理由も様々。でも、私に合った、本当に必要な整形手術をするためにはまず整形手術の種類と方法、術後のケアと注意事項などを正確に知っておく必要がある。

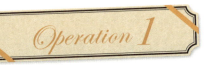

「目の整形」自分に合った二重まぶたをさがそう！

　整形手術で「クラシック」な部位がどこかといえばそれはまさに目だろう。二重まぶたの種類は目の形によって多様だが、大きく分けてイン・フォールドとアウト・フォールドがある。二重のはじまるラインが目の内側にある場合はイン・フォールド（In-Fold）。これは別名「クォン・サンウ」スタイルと呼ばれ、男性たちが好む二重まぶたの形だ。西洋人によくみられるアウト・フォールド（Out-Fold）は、二重の始まるラインが外側にあるものを指す。目は外見的な美しさだけではなく、相手に与える信頼感や好感度をも高める。それだけに特定の芸能人のスタイルに似せることにこだわるよりも、自分に一番合ったスタイルを決めることが重要である。

▌自然なラインをお望みなら　埋没法

　まぶたに小さな穴をあけて細い糸で周辺の皮膚を埋没させることで二重まぶたのラインをつくる埋没法は、仕上がりが気に入らなかった場合は術後に糸を除去し、ラインを修正できるというメリットがある。

　現在行われている二重まぶたの整形は埋没法を基準としており、埋没法による施術が難しい場合に切開法で施術するのが一般的である。埋没法はまぶたが薄く脂肪層が厚くない場合に適している。術後の腫れが簡単に引き、切開法に比べてラインが自然なのが特徴。

手術時間	約30分	日常生活	約2日後に洗顔とメイクが可能
麻酔方法	部分麻酔	入院治療	不要

● 埋没法の段階別手術過程 ●

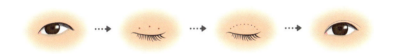

― 手術方法 ―
個人に合った最も理想的な二重まぶたのラインをさがし、二重部分の皮膚に小さな穴を3～4ヵ所あけて髪の毛よりも細い手術用の糸を使って皮膚と結膜のあいだをつなぎ、連続的に埋没させ、二重まぶたをつくりだす。

― 術後のケア ―
少なくとも術後一日は患部を冷やすようにし、アザや腫れを予防する。首を下げていたり長時間横になった姿勢をとると腫れが長引くため、座った姿勢で休んだり軽く散歩をするなどし、寝るときにだけ横になるほうがよい。術後3日間は冷やし続け、その後は温めるのが、腫れを引かせるのに効果的である。手術当日から日常生活が可能で、余分な糸は約2日後に除去する。光に敏感に反応することもあるが、症状は徐々におさまる。コンタクトレンズを着用している場合は、術後10日間は装着しないこと。手術の際に小さな血管が損傷していると、血でアザができることがあり、約20～30％の患者に発生している。

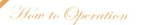

はっきりした二重まぶたのラインをお望みなら　切開法

　まぶたの皮膚が厚く脂肪が多い人や、まぶたを持ち上げる筋力が低下している場合、皮膚の弾力が落ちている場合は、より大きな効果を得られるのが切開法である。切開することで垂れ下がったまぶたの皮膚、筋肉、脂肪などを一度に調節ができて、はっきりした二重まぶたのラインをつくり、ほどけてしまうことがほとんどない。特に、加齢により皮膚が垂れている場合は、垂れ下がった皮膚を切ることで、まぶたの脂肪を十分に除去できるメリットがある。

手術時間	1時間以内	日常生活	約5日後
麻酔方法	睡眠麻酔※5と部分麻酔併用	入院治療	不要

―手術方法―
自分に最も合った理想的なラインに沿って皮膚を切開したのち、皮膚、筋肉、脂肪を切除する。次にまぶたを持ち上げる筋肉である上眼瞼挙筋（じょうがんけんきょきん）と皮膚を合わせ切開部位を縫合すると、両者の接する面に二重まぶたのラインが入りこみ、施術痕が隠れる。

―術後のケア―
一般的には手術から1～2週間で全体の腫れの3分の2くらい減少する。アザがなくなるまでには約2週間。余分な縫合糸は約5日後に除去し、

※5　全身麻酔と異なり記憶はなくとも体は動くことがある。睡眠麻酔は静脈注射で進行し、プロポフォールや、睡眠誘導剤で使われるミダゾラムやゾルピデムなどが代表的な睡眠麻酔剤。主な手術は目、鼻、部分的な脂肪吸引など。

洗顔は抜糸後1日たってから可能。

● 切開法の段階別手術過程 ●

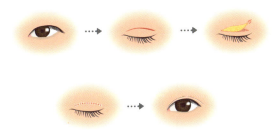

● ひと目で分かる埋没法と切開法の違い ●

	埋没法	切開法
目の状態	まぶたが薄く脂肪が少ない場合	まぶたが厚く脂肪が多い場合
年代	若い年齢層	やや年代が上の層
ラインの形成	自然	はっきりしている
傷あと	ほぼなし	ラインにそって傷が生じる
ほどけ	時々ほどけることがある	ほとんどほどけない
再手術	比較的やさしい	むずかしい

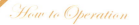

埋没法と切開法のいいとこ取り　部分切開法

　まぶたの内側や外側だけがたるんでいる場合や、まぶたは薄いものの脂肪が多い場合などは、埋没法か切開法のどちらかに手術法を絞るのは難しい。部分切開法とは埋没法と同様、2ヵ所に2mmほど小さな切開を行うだけなので、切開法とは異なって大きな傷が残らず、それでいて切開法と同様の固定方法を用いるため、二重まぶたのラインがほどけてしまう確率もきわめて低い。

手術時間	1時間以内	日常生活	約5日後
麻酔方法	睡眠麻酔と部分麻酔併用	入院治療	不要

●部分切開法の段階別手術過程●

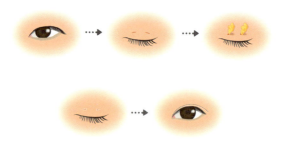

―手術方法―

　つくりたい二重まぶたのラインから必要な位置に2mmほどの小さな切開窓をつくり、そこから脂肪を除去する。その後、手術用の糸を用いて筋肉と皮膚を縫合し、固定する。この方法なら切開窓から脂肪を除去することがで

きるため、脂肪の多い目にも適用が可能である。

―術後のケア―
手術から2〜3日のあいだ患部を冷やし続けると、腫れを抑えるのに効果的である。通常は術後5〜7日ほどで腫れが引き、アイメイクが可能になる。コンタクトレンズは術後2週間経過したのちに着用するほうがよい。術後3週間は体を大きく曲げたり重いものを持たないようにする。飲酒も控えたほうがよい。

切れ長の目をお望みなら　目頭切開

　二重まぶたの手術が目の縦の長さを拡大するものなら、目頭切開は目の横幅の長さを拡張すること。眉間が広く目が小さい場合には目頭切開が効果的。目の内側の蒙古ヒダを除去し、目を大きく見せる施術のことで、目に切り込むのではなく、蒙古ヒダがかぶさっている目の内側部分を露出させることで目を大きく見せる。

　一方、目尻切開とは目の外側を切開し、目の横幅を拡大する方法であり、手術の際には吊り上った目尻も同時に下げることができるというメリットがある。眉間がせまく、目頭切開が難しい場合におこなうが、開く長さに制限がある。1〜2mmほど目を横に延長することが可能だが、3mm以上開くと目が不自然になる可能性がある。

手術時間	1時間以内	日常生活	約5日後
麻酔方法	睡眠麻酔と部分麻酔併用	入院治療	不要

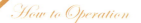

1. 目頭切開

施術前に蒙古ヒダがなくなるくらいまで鼻の内側に向けて皮膚をひっぱり、施術部位を測定したのちに図案線をかく。図案線に沿って皮膚を切開し、シワがなくなるよう皮膚を再配置したあと縫合する。

目頭切開手術で最も問題になるのは、切開線に沿った傷あと。

術後2〜3ヶ月ほどの間は時間の経過とともに切開線が徐々に赤く腫れるが、その後は内側から徐々に腫れが引き、術後5〜6ヵ月後にはほとんど傷が目立たなくなる。傷はメイクで隠せる。

●目頭切開の段階別手術過程●

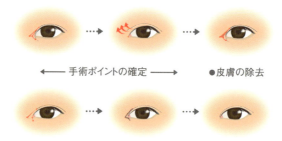

← 手術ポイントの確定 →　　●皮膚の除去

2. 目尻切開

目の外側のきわを切開し、計画した長さまで横幅を広げる。目尻切開施術の場合は、術後にひどく腫れることもなく、また施術を受けたことが周囲に分かりづらいという特徴がある。術後2〜3日は腫れるが、すぐにおさまって自然になる。ガーゼでおおう必要もない。術後3〜4日後には洗顔と化粧が可能になる。抜糸後は切開線が再びくっつかないようにケアしなければならない。

たるんだまぶたを上げる　眼瞼下垂矯正

眼瞼下垂は老化や外傷、不適切な二重まぶた手術の後遺症などによってまぶたを引き上げる筋肉である上眼検挙筋の力が弱まり、一方または両方の目をしっかり開くことができず、まぶたが下がって目を閉じてしまう状態を指す。

手術時間	1時間	日常生活	約5日後
麻酔方法	睡眠麻酔と部分麻酔併用	入院治療	不要

● 眼瞼下垂矯正の段階別手術過程 ●

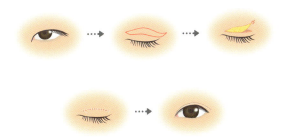

― 手術方法 ―

眼瞼下垂の程度によって上眼検挙筋の機能を強化する。程度がさほどひどくない場合は、二重まぶたをつくって上眼検挙筋に弾力を与え、程度がひどい場合は伸びた筋肉を切って短縮し、まぶたをおでこの筋肉と連結して引き上げる。

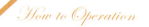

―術後のケア―

術後しばらくのあいだは目をあけたまま眠ることになるケースが多い。目が手術前より大きく開かれるようになるため、これに適用できるよう目薬と軟膏を頻繁に使用し、目の乾燥を防いで角膜を保護しなければならない。手術から2〜3ヶ月ほどが経過すれば適用できるようになるため、徐々に薬の回数を減らすようにする。

一重でも大きくてはっきりした目に　目もと矯正

　美しい目についての基準は歳月とともに変わる。近頃は個性を重視するため、二重まぶたのない東洋的な目が好まれる傾向にある。一重のままでも目を大きくはっきりできるとしたら？

　目の横幅が短い場合は目頭切開や目尻切開を行えばいいのだが、目の縦の長さが短い場合は目もと矯正を行う。目もと矯正とは黒目と白目が露出する程度を調節し、望みどおりの目もとをつくる方法である。眼瞼下垂ではないが黒目がまぶたのかぶさりで小さく見える場合は、目もと矯正を行うことによって、二重まぶたがなくても大きくてはっきりした目をつくることができる。

手術時間	1時間30分	日常生活	約5日後
麻酔方法	睡眠麻酔と部分麻酔併用	入院治療	不要

●目もと矯正の効果●

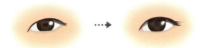

―手術方法―
目もと矯正は眼瞼下垂の手術法を応用したもので、まぶたを引き上げる筋肉を短縮する方法である。上眼検挙筋の中間を一部切って縫合するか、筋肉のあいだを縫合することで長さを短縮する2種類の方法がある。

―術後のケア―
一般的な二重まぶたの手術の回復過程と似ている。洗顔は術後1週間後から可能であり、化粧は術後約10～14日後から可能。

愛らしいベビー・フェイスの笑顔　涙袋形成術

　涙袋とは、目を囲んでいる眼輪筋という筋肉が目の下にぷくっと押し上げられることでできる目の下の小さな盛りあがりのことである。目の下の涙袋が貧弱だと印象がのっぺりし、老けて見える。近頃では芸能人を中心にはつらつとした可愛らしいイメージを与えるために涙袋の手術が人気となっている。

　かつては目の下にシリコンやパラフィンを注射したため、多くの副作用を引き起こしたが、現在では人工真皮を使っての効果的で安定的な手術が可能となった。

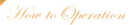

手術時間	約30分	日常生活	約1日後
麻酔方法	部分麻酔	入院治療	不要

―手術方法―

下まつ毛の下を4〜5mmほど切開したのち、必要に応じて目の下の脂肪を除去し、筋肉のあるところにアロダーム（Allo Derm）やフィラーなどを注入して丸く盛り上げる。人工真皮のアロダームは体内に吸収されないため、効果は半永久的。手術自体は簡単だが、自然な形を出すためには注入する位置と量を正確にとらえる必要があり、動かないようにしっかり固定させることが重要である。

―術後のケア―

術後3〜5日で抜糸する。注射療法の場合抜糸は必要ない。2〜3日はいくぶん腫れるが、その後急速に腫れが引き、5〜7日後には自然になる。

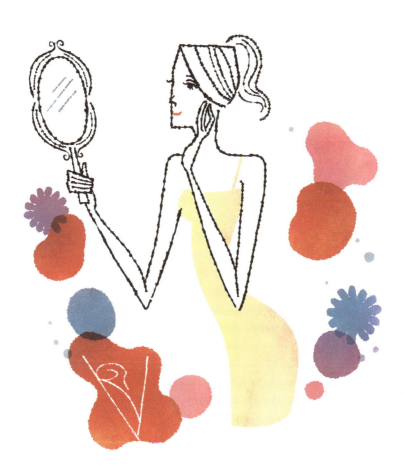

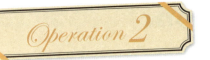

「鼻の整形」
理想的な鼻とは！

　横顔を美しく見せるプロフィール整形と顔面輪郭矯正が整形手術の中心に位置づく中、鼻整形が占める比重も大きい。

　鼻整形は鼻柱と鼻先を分離し、鼻柱にはシリコンやゴアテックスを使い、鼻先には自家組織を使うのが一般的である。したがって整形でつくれる鼻の形が昔よりはるかに多様になり、自然になった。鼻先が上向いているハン・ガインの鼻や、やや大きめで丸いミン・ヒョリンの鼻、小さくてこじんまりしたチョン・ジヒョンの鼻のように美しい鼻の基準も多様になり、個性を生かした鼻整形が脚光を浴びている。

▍私だけのパーフェクトな鼻を完成させよう！

・強くてはっきりしたイメージ
　眉間を高くする鼻の手術がよい。眉間が高いと理性的で冷やかな印象の強いカリスマを連想させるためである。反対に、鼻先を高くすると女性的で柔らかく軟弱そうな印象を与えることができ、鼻の先が下を向いているほど頑固で老けて見える。
・若々しく性格がよさそうなイメージ
　鼻の先だけを少し上向きにするのが効果的。
・成熟したセクシーなイメージ
　鼻先の角度を最大限垂直に近づけるのがよい。

● 理想的な鼻の基準 ●

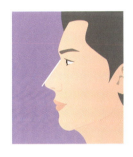
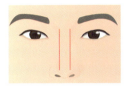

男性
側面 直線に近い鼻柱のラインが理想的
正面 幅の違いがほとんどなく、ほぼ並行に
　　 鼻先までつながったラインが理想的

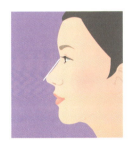
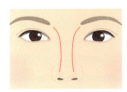

女性
側面 鼻柱のラインが眉間と鼻先を直線で
　　 つないだときより1～2mm低いポソン鼻
　　 が理想的
正面 両方の眉毛の内側から鼻先まで
　　 柔らかな曲線を描いているのが理想的

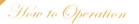

鼻整形の基本 鼻柱隆鼻術

鼻の形には人種ごとに違いがあり、西洋人、東洋人、黒人の順に高さが低くなり、鼻軟骨の形にも差異がある。今は西洋人の鼻の形を美の基準にすることが多く、とにかく鼻柱を高くしたいと願う傾向が強いものの、鼻の整形で最も重要なのは高さではなく、自分に一番合った鼻の形をつくる点を忘れないでおこう。

鼻柱を高くする隆鼻術は、鼻の成長が止まる15〜16歳以降に行うのが望ましく、蓄膿症がひどい場合は手術を行うかどうかを慎重に決めなければならない。

手術時間	約1時間以内	日常生活	約7日後
麻酔方法	睡眠麻酔と部分麻酔併用	入院治療	不要

―手術方法―

手術前に眉毛のあいだと目の間の中間地点を基準に緩やかな半月を描くよう、鼻柱の形をデザインしておく。隆鼻術に使われるシリコンについては、副作用を防ぐためにアメリカの食品医薬品局（FDA）[※6]で公認された製品であるかどうかを事前に確認したほうがよい。シリコンは時間の経過とともに少し硬くなるという欠点があるため、患者が望むならゴアテックスを使用することもある。ゴアテックスは人工血管などに使われる多孔性新素材であり、術後の柔らかな状態を維持するため仕上がりは非常に自然だが、形態の維持が大変で他の製品より高価なのが難点である。どのプロテーゼ

※6 食品医薬品局。日本における厚生労働省

を選択するかは個人の状況次第なので、医者と十分相談し決定する。

―術後のケア―
術後は鼻だけではなくまぶたが腫れることも多く、患者によってはアザができることもある。術後は鼻の周囲の腫れとプロテーゼの変形を防止するため、鼻全体に紙テープを貼るが4～5日のちに除去する。
最終的な術後の形は手術から1～2ヶ月後に確認し、プロテーゼが固定する時期は術後3～4週間後となり、プロテーゼが傾いて見える場合はこの期間に問題を解決する。
手術には6～8週ほどで徐々に溶けてなくなる糸を使用するため、抜糸する必要はない。
術後ひと月くらいは酒やタバコを控えたほうがよい。

私だけの鼻を完成する！ 鼻先整形

鼻先の整形では顔と鼻の全体的な調和をうまくとらなければならないだけでなく、鼻を構成する骨と軟骨、皮膚と皮下組織間の関係をしっかりと把握した上で手術してこそ、満足のいく結果を得られる。

手術時間	1時間～1時間30分	日常生活	約7日後
麻酔方法	睡眠麻酔と部分麻酔併用	入院治療	不要

★鼻先が低くて丸い場合

　鼻先が低くて丸いのは、一般的には鼻翼軟骨が大きく広がっているためであり、鼻翼軟骨の一部を切り取って互いにつなぐと鼻先が上を向いて尖るようになる。鼻先をかなり高くしたい場合は、鼻翼軟骨を縛るだけでなく、同時に耳や鼻中隔の軟骨などを移植することもある。

●鼻の穴の縮小術●

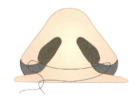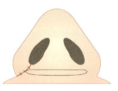

★鼻の穴が左右に広がっている場合

　鼻の穴が左右に広い鼻は、鈍そうな印象を与える。この場合は鼻の穴の下のほうの皮膚をくさび形に切って縮小し、必要に応じて糸で鼻先の軟骨を縛り、中央に集める。切開線は鼻の穴と頬の境界に残るため、ほとんど目につかない。鼻先がすらりとするため、満足度が非常に高い。

★鼻の穴が上向いたブタ鼻の場合

　鼻の穴が上を向いてしまう「ブタ鼻」は、鼻が短いために起きるので、鼻を長くする方法で矯正が可能である。手術の難易度は比較的高く、鼻を構成している様々な要素を多角的に分析した上で施術を行わなければ望む結果が得られない。まず鼻柱にプロテーゼを挿入し、鼻先の軟骨を操作して高くする。その次に自家組織を鼻中隔まで延長させ、鼻翼軟骨を再配置する。皮膚組織の柔らかさ次第で手術結果が左右される。

★鼻が長く見えるわし鼻の場合

　鼻の始まる支点が高く、鼻先が下に垂れている「わし鼻」は、鼻が長く見えてしまう。

　鼻柱自体が長い場合には鼻中隔軟骨を骨切し、場合によっては外側軟骨も同様におこない、鼻の幅と長さを同時に減らす。単に鼻先だけが下を向いている場合は、鼻先の軟骨を上に引き上げ縫合する。このとき基準になるのは、鼻と唇の角度。ここを理想的に矯正してこそ、満足のいく結果が得られるようになる。

―術後のケア―

鼻先は腫れが長引くことが多く、術後3～6ヶ月程度で徐々に形が整ってくる。腫れを抑えるには術後2日程鼻と目を冷やすのが効果的。術後鼻に貼られた紙テープは通常3～5日目には取り除かれ、抜糸は5日目に行う。術後3週間は挿入物が動く可能性があるため、鼻を触ったり揉んだりしないように注意する。激しい運動は避け、寝るときも可能な限りまっすぐ寝るようにする。術後5日ほどで洗顔とメイクが可能になる。

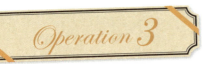

「Vライン整形」フェイスライン＝美人の条件

　現代的な美人の基準は目鼻立ちではなく、端正で優雅な立体感あるフェイスラインがトレンドとされ、スターのVラインが羨望のまとになっている。

　かつては目と鼻の整形手術が一番多かったものの、最近では顔面輪郭整形が次第に大衆化している。一般的には顔面輪郭手術と聞いても単なる「美容整形」のひとつととらえがちだが、激しく突き出た口や横から見ると鼻より出ている顎、左右がアンバランスなエラ、顎と首の区別がほとんどない「顎なし」など顔の形に対する深刻なコンプレックスを数十年も抱えこみ、ようやく「矯正治療」を受けにくる深刻なケースも少なくない。

　もし顔面輪郭整形手術を受けたいのなら、手術の種類や方法、過程について詳細に調べたうえで、自分に必要な手術や部位、病院を十分に検討しなくてはならない。

位置の移動でパーフェクトな魅力を！ 頬骨整形

　頬骨の突き出た部分を削って位置を上に移動させれば、広い顔を細くする効果が得られる。このとき重要なのは、頬骨が一番出ている部分をどう処理するかであり、大きさをどれだけ縮小するかではない。つまり、頬骨で最も突出した部分が顔のどの地点に位置するのかという「位置移動」こそ頬骨整形のポイントなのだ。

　したがって、骨を切ったり削ったりして大きさを変えるだけでは本当に必要な評価を得られない。頬骨を整形する方法としては、頭皮からアプローチする方法と口腔からアプローチする方法の二通りがある。

　頭皮切開頬骨整形の場合、同時に眉間の筋肉を切除し、シワを予防することができる。30〜40代以上の年齢なら一石二鳥の効果が得られる。

また、目の周りにつき出ている骨を研いで、印象をソフトにすることもできる。

手術時間	約3時間	日常生活	約5～7日後
麻酔方法	全身麻酔	入院治療	2～3日、場合によって不要

1. 頭皮切開頬骨整形

　頬骨がアンバランスで口腔切開頬骨整形後に再手術が必要な場合、また、30代以上の年齢でおでこのシワ整形と並行して行う場合に適した手術法。頭皮の両耳の上段に沿ってM字型の切開線を引いたあと、髪をブロックごとに分けて結ぶ。全身麻酔のあと頭皮を開いて頬骨を露出させ、手術用の微細ノコギリで切り、前、うしろ、側面へと位置を移動させ、固定する。

　もともとの頬骨の曲線にそって再配置されるため、ナチュラルさを維持したまま頬骨の突出点が最も魅力的に見えるポイントへと移動する。また、顎関節の前のほうの寛骨臼部分が内側に入ることで顔の横幅がせまくなり、目に見える効果が得られる。

●頭蓋切開頬骨整形の過程●

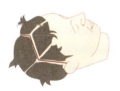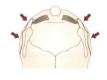

2. 口腔切開頬骨整形

　頭皮切開法は高度なテクニックを要するため、代わりに開発されたのが口腔切開法だ。男性や、頬肉が少なく比較的に顔が細い女性に適した手術で、頭皮切開よりも技術的に簡単ではあるがその効果は限定的である。上唇と歯ぐきの間の粘膜からアプローチして行う手術で、頭皮切開法とは異なり目で直接みることなく触りながら手術を行うため、正確さがやや落ちる可能性がある。手術時間は短く回復にかかる時間も短い。

3. 内視鏡頬骨縮小美容外科

　最近は手術を行う前に放射線検査を実施し、頬骨の形を十分把握したうえで頬骨をどう切るかなどの方法を決める「内視鏡頬骨縮小術」が試されている。必要に応じて骨をピースに分離させ除去することもでき、横の頬骨を削るだけの手術ですむ場合もあるので、切開する前に専門医とよく相談のうえ決めたほうがよい。

小顔の敵　エラ縮小術

　顔が大きい場合は、頬骨が大きいか顎の骨（下顎骨）が大きいかのどちらかに分けられるのだが、両方とも大きい場合が多い。顎の骨が大きい場合は、正面から見たときに横に広がっているケースか、側面から見てL字型に角ばっているケースの二種類がある。まれに骨とは関係なく、食べ物をかむときに使う筋肉の咀嚼筋（そしゃくきん）が厚く発達しているために顎が丸く見えることもある。

1. 顎の骨切術

　最も伝統的な方法であり、相対的に簡単な手術ではあるが、顎の骨付近の筋肉と神経、血管がかかわってくるため、非専門医や手術経験の

少ない医師が手術を行うと副作用が生じる可能性があるため、注意が必要である。

全身麻酔後に口の内側の奥歯周辺の粘膜を切開し、あらかじめ計画していた顎の骨の突出部分を除去する。所要時間は1時間30分ほどで相対的に短く、表に傷痕が表れないメリットがある。

手術時間	約1時間30分	日常生活	約7日後
麻酔方法	全身麻酔	入院治療	1日

●顎の骨切術の模式図●

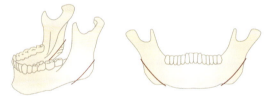

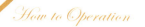

2. ボトックス

　咀嚼筋が発達してエラが張っている場合に主に行われる施術。咀嚼筋とは、口を閉じて奥歯を食いしばったときに手で触って確認できる部分のこと。この筋肉にボトックスを注射し、萎縮を誘導するのだが、麻酔や切開の必要がないため施術は比較的簡単である。

　注射後数日は口が多少ぎこちない感じがするが、3～4週間たつと筋肉が萎縮しているのを確認できる。筋肉を一時的に麻痺させるボトックスの特性上、繰りかえし施術が必要とされる。

手術時間	5～10分	日常生活	すぐに可能
麻酔方法	不要	入院治療	不要

ラグジュアリーなイメージにつくりあげる　貴族手術

　「貴族手術」と呼ばれる整形手術は新しい手術法を指すのではなく、「鼻孔縁形成術」と呼ばれるもので、加齢により小鼻の縁の輪郭がぼやけている場合や生まれつきこの部位が下がっていると頬がより垂れているように見えるので矯正する手術のことをいう。

　術後は顔の輪郭がより立体的になることで垂れた頬が上がり、若返り効果がある。

　また、頬が全体的に出て見えるので、低く見えた鼻も高く見えプラスアルファ効果も期待できる。貧相だった印象をリッチ形に変えることから、「貴族手術」と呼ばれている。

手術時間	約30分	日常生活	すぐに可能
麻酔方法	睡眠麻酔と部分麻酔併用	入院治療	不要

―手術方法―

手術は部分麻酔で行われ、手術時間は30分ほど。上唇と歯ぐきの間の粘膜からアプローチし、鼻の骨の下側にゴアテックスやシリコン、メドポアなどのプロテーゼを挿入し、固定する。口腔切開法のため、腫れが引いたあとに外部に傷痕が残らないメリットがある。

横顔美人こそが本物の美人　おでこの整形術

　横から見たときにおでこから鼻にかけて流れるラインがゆるやかなS字を描いていると、全体的に調和の取れた印象を与え、美人に見える。鼻を整形する際、おでこがあまりに平板な場合は鼻をあまり高くできず、手術をしても適切な効果を得られないが、こうしたケースに相当する場合は、おでこを高く盛り上げる手術を並行して行うことで顔のラインを効果的に矯正することができる。

●おでこと鼻をつなぐSライン●

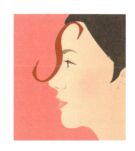

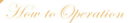

1. 脂肪由来幹細胞移植

　脂肪由来幹細胞移植とは、腹部や太ももなどから脂肪を採取し、細胞単位に分離したのち、特殊な器具で層ごとに均等に移植する方法のこと。この方法は傷口が残らず手術も相対的に簡単で、回復も非常に早いというメリットがある。脂肪を採取したのち、移植前に細胞を分離しなければならないため、かかる時間は長いが手術自体の所用時間は短い。
術後1週間ほどで腫れがひき、日常生活が可能になる。

2. フィラー整形

　フィラー注射の量は1回約0.6～1cc程に制限されているため、おでこ全体をまるまるとさせるには不十分である。したがってフィラー整形はおでこの部分的な屈曲を矯正する場合におこなう。フィラーは時間がたてば次第に体内に吸収されるので、一時的な矯正にメリットがあり、通常は6ヶ月ほどの間隔で施術が必要とされる。

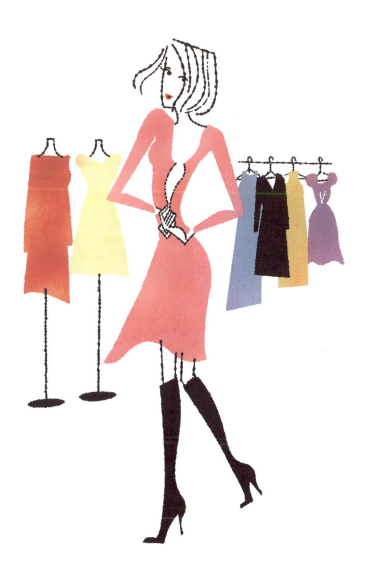

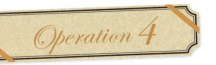

「バスト整形」
一瞬でSラインを完成!

　大きくて美しいバストへの憧れは、男性よりもむしろ女性のほうが強いのかもしれない。

　理想的なバストは鎖骨を中心に両乳房をつないで正三角形をなし、ワキから胸にいたる曲線が柔らかく垂れている。また、両方の乳頭が20cm以上開いており、乳頭は少し外側を向いている形とされている。体の揺れに応じてダイナミックでリズミカルに揺れるバスト、胸の波動がTシャツの上から伝わってくるようなバスト、触ったときに十分な弾力を感じさせるバストをもつことは、女性にとって重要なのだ。

Sラインを生かす大きくて豊かなバスト 乳房拡大

　乳房を拡大するためには、乳房を切開したのちに食塩水やシリコン、コヒーシブジェルなどのプロテーゼを挿入する。手術方法は基本的に同じだが、切開線の位置によって区分できる。主にワキ、乳輪を切開する。まれに胸の下のシワ、ヘソからアプローチすることもあるが、患者の体の負担と回復に時間がかかることもあり、医師と相談する必要がある。

手術時間	約2時間	日常生活	約5日後
麻酔方法	全身麻酔	入院治療	不要

1. ワキの切開

ワキ毛が生えている部位に皮膚線に沿って 2 〜 3cm ほど切開したのち、乳房の下にある大胸筋や乳腺組織の下にプロテーゼを挿入する。乳腺組織を傷つけず、傷口が小さくてすむのがメリット。ただ、多少の痛みをともない、回復までの期間が長いため、一般的にもよく知られた方法ではあるが、施術の傷口に敏感な人には難点になるかもしれない。

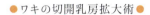
●ワキの切開乳房拡大術●

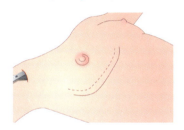

2. 乳輪切開

乳輪の下を 2 〜 3cm ほど切開してプロテーゼを挿入する方法で、出産経験があり、乳輪の色が濃くて大きい場合に適している。乳頭を露出させる機会はほとんどないため、腕をよく動かしたり、脇が見える服装を好む場合にはよい方法だが、乳腺組織を傷つける恐れがあり、乳頭の一時的な感覚神経損傷を起こす可能性もある。

●乳輪切開 乳房拡大術●
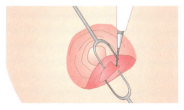

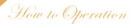

3. 胸の下のシワの切開

東洋人よりも西洋人に適した方法で、手術をしながら望みどおりの形のプロテーゼが入る空間を手軽に正確に作れるのがメリット。胸の下のシワがはっきりしている場合は特によい方法と言えるが、横になったときに傷が見えるのが難点である。

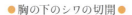

●胸の下のシワの切開●

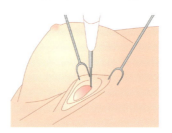

4. ヘソ切開

ヘソの内側を1～2cmほど切開し、ここから乳房の筋肉の下までトンネルを作る。内視鏡を使って空間を作り、プロテーゼを挿入する方法である。術後の痛みや血腫などの副作用が際めて少なく、傷はほとんど見えない。また、術後の回復期間が短いメリットがある。

ただし、この方法を用いた施術は、熟練した専門医のいる先端装備の整った病院を探すことが重要である。

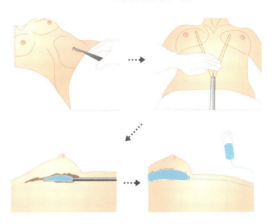

●ヘソ切開乳房拡大術●

―術後のケア―

術後2〜3ヶ月のあいだは7〜10日に一度、病院で胸の形を確認し、マッサージ教育を受けたほうがよい。この期間は特殊なブラジャーを着用し胸の形を整える

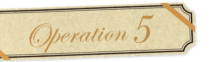

「脂肪吸引整形」
ボンレスハムにさようなら！

　あるアンケートによると、20代の女性は太もも、30代の女性は下腹を最も悩ましい部位と考えているそうである。男女ともに年をとるとすぐに肉がついてしまう反面、落とすのが難しい。腹部の肥満は偏った食生活や運動不足が原因であり、女性の場合は出産や閉経後に特に腹部に脂肪がつきやすくなる。

▌運動では落ちにくいお腹の肉　脂肪吸引で簡単に

　腹部は皮下脂肪と深部脂肪が発達し、かなりの量の脂肪が蓄積されやすい部位で、これを除去するには脂肪吸引が非常に効果的で、施術も比較的簡単である。ただ、腹部の内側には内臓器官があり、手術中に患者が動くと危険なため、全身麻酔で行うのが安全である。一般的には1回の施術で1,500～3,000ccほどの脂肪を吸引でき、これによって体重は2～3kg減量、腹部まわりは2～3インチ（約5～7.6cm）ほど減少する。また、腹部の上部より下腹の変化のほうがはるかに顕著に見てとれる。くびれたウエストを望むなら腹部だけではなくウエストとわき腹の脂肪吸引も検討してみるのがよいだろう。特に、ウエストとヒップの中間にフラフープのように肉がはみ出た部位を、恋人が手を回して腕を乗せるという意味から「ラブハンドル」といい、からかって「ボンレスハム」と呼んだりもするが、ここからは約1,000～2,000ccほどの脂肪を除去できる。ダイエットや運動では簡単に落ちない部位なので、脂肪吸引でよい結果を得られる。

手術時間	吸引量によって2〜3時間ほど	日常生活	約5〜7日後
麻酔方法	全身麻酔	入院治療	1日

―手術方法―

ヘソの内側と恥毛の部位を2〜3mmほど切開し、脂肪吸引器をつかって約1,500〜3,000ccの脂肪を除去する。よく見えない部位に最小限の切開を行うため、傷痕を気にする必要はない。

―術後のケア―

手術当日に1日程度入院し、安静をとったほうがよい。5〜7日後には日常生活が可能となり、約10日後には抜糸して軽いシャワーが可能となる。運動は2週間後くらいから始められるが、ゴルフや水泳といった激しい運動は、ひと月くらいあけたほうがよい。

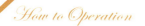

脂肪吸引に用いられる多種多様な方法

・脂肪吸引器
音圧を起こす機械と様々な厚さの吸入管、音圧に負けない硬いプラスチックチューブで作られた装備セットを使う方法で、初めて多量の脂肪吸入を可能にした機械である。手術部位を切開して通路をつくり、ここから吸入管を通して手で直接前後に動かし、脂肪を吸引する。

・超音波
機械装備に超音波の原理を加えた方法で、より進化した手術法といえる。施術部位に超音波発生器をいれ、これを動かしながら脂肪層に刺激を与えて脂肪細胞の壁を壊した後、あふれ出た脂肪を音圧を利用して吸引する。
超音波を使用するため機械でやる方法より出血は少ないものの、超音波によって漿液腫を引き起こす可能性があり、熱を発生させ内部組織にやけどを負わせる可能性もある。最近は皮膚の外から超音波を発生させる方法がとられている。

・ライポマティック(LIPOMATIC)
微細空気圧を使って振動を起こして吸引する方法で、硬く密着して吸引が困難だった部位の脂肪も簡単に吸引でき、超音波と違って熱を発生しないため、手術時の痛みが少ないのがメリット。

・ウォータージェット(Water-Jet)
水を噴射する要領で麻酔剤を噴射し、同時に脂肪組織を分解したのち脂肪と麻酔剤をともに吸引する新しい概念の吸引方法。微細に噴射するため血管や神経を傷つけず、脂肪細胞を除去することができる。吸入管が細く切開部位を最小化できるため、傷痕が小さいのもメリットである。

・スマートリポ(Smart-Lipo)
1mmの薄い管に0.3mmの細い光繊維を入れた後、皮膚に穴をあけてこの管を皮下脂肪の細胞層まで挿入、光繊維の先の部分からレーザーを照射し、脂肪を除去する方法。レーザーを照射すると脂肪が細胞の外に流出し、流出した脂肪は徐々に溶けて体の外に排出されるため、別途の脂肪吸引を行う必要がない。
少量の脂肪除去に適した方法であるため、二重アゴや腹部の上部、二の腕、わき腹、太ももなどの一部突出して脂肪の多い部位に用い、ふくらはぎや足首など既存の方法では施術の難しかった部位や、1回目の施術後に一部残った脂肪を除去するのに効果的である。

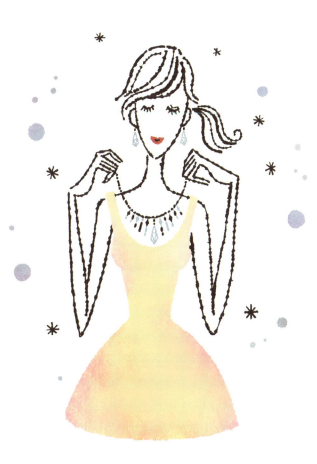

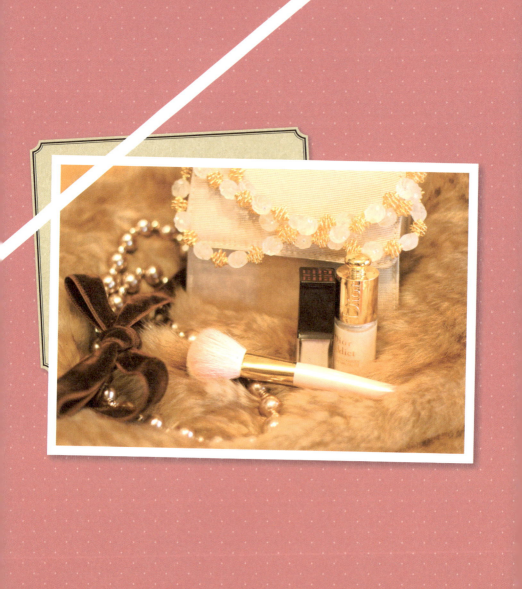

Petit

メスを入れず
お手軽に！
人気のプチ整形

近頃は手術をすることなく手軽に望みのパーツにボリュームを与えたり減らしたりするボトックスやヒアルロン酸注射、用途に合わせた各種レーザーによるプチ整形が人気を集めている。代表的な特徴は、施術時間が短いうえにほとんどバレない。効果の持続期間が短く、繰り返し施術が必要だが、それだけに修正も自由なプチ整形はアンチエイジングの大きな味方でもある。

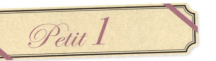

ボトックス

［お手軽度 ★★★★★　施術時間 約10分］

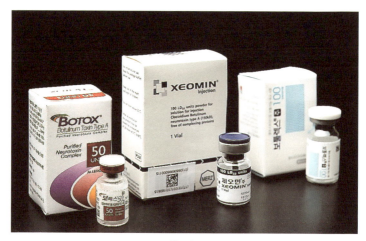

ボトックス

　ボトックスとはボツリヌス菌のバクテリアから抽出した毒素を商品化したもので、筋肉の動きを麻痺させて抑制する効果がある。
　ボトックス注射はシワを消すと思われているが、本来はシワを予防するためのもので、アンチエイジング効果も！ともなれば、プチ整形の上位にランキングされる理由も納得。小ジワ対策や、深いシワを目立たなくするヒアルロン酸と同時に施術されることも多い。

部位と効力
- 目尻、眉間、おでこ、鼻など……顔全体の表情シワの予防
- 顎のエラ（咀嚼筋）……顎の筋肉を縮小させてスッキリ見せる
- ふくらはぎの筋肉……細く美脚に見せる
- 首のシワ……一文字に表れるシワの除去
- 垂れたまぶた……肌の老化によるまぶたの垂れを引き上げて目をスッキリ見せる

有効期間
- 最適な効果を持続するためには、3〜6ヶ月おきに一度の施術

注意点
- 韓国で使用されるボトックスは、アメリカやドイツなど安全性が認められている製品だが、安価な場合、成分を薄めている病院もあるので注意が必要
- 最近は、食品医薬品安全省が許可する韓国製のボトックスが比較的低価格で人気

施術後のケア
- 個人差はあるが、施術部位に注射による刺激で痛みが生じ、筋肉が麻痺して不自然に感じることがある。この場合ほとんどは2〜3日でおさまる
- 目尻や眉間のシワの施術後の洗顔は軽くおこなう
- 顎のエラの施術後は顎の力を使うかたい食べ物は控える

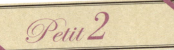

レーザー

［お手軽度 ★★★★★　施術時間 約30分］

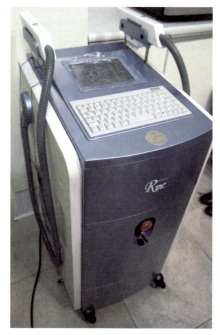

IPLレーザー
※7

レーザーには施術により多くの種類がある。シミやそばかす、顔面紅潮の色素沈着系、毛穴を小さくする、ニキビ専用、サメ肌治療、傷痕を小さくするなど。韓国人は美容整形外科だけではなく皮膚科でレーザー施術を受ける人が多く、風邪で病院に行くのと同じ感覚で頻繁に肌のケアをする。

病院も多く、レーザーの種類も施術によって豊富に取り揃えており、様々なプランもあることが人気となっている。

肌やシミのタイプによってレーザーを使い分けて治療する場合もあるため、数種類の機器を完備している病院を選ぶのも美肌への近道。

韓国で代表的に使用されているレーザー

・色素系レーザー……IPL、レーザートーニング、ルビータッチ、レブライトなど
・毛穴・ニキビ跡系レーザー……フラクセル、パロマアイコン、インフィニなど

特徴

・1度除去すると一生出てこない場合もあるが、数か月後に再発するものもある。
・1回で除去するレーザーは肌に負担がかかりすぎるため、数回にわたり治療するレーザーが韓国では主流

注意点

・レーザーによっては術後数日赤味が続き、古い皮膚がむけるなどの症状もあるので、手軽ではあるが、事前に執刀医とカウンセリングをし、注意事項を確認することが必要

施術後のケア

・術後はより日焼けなどしやすい状態で、肌の乾燥が激しいので紫外線ケアや、保湿ケアを十分おこなう

※7 一般的にレーザーとはメラニン（シミ・ソバカスなど）の黒色素に反応する光波長と毛細血管（赤ら顔など）の赤色素に反応する光波長に分類される。IPLは一つで両方に働きかけることが可能で、メラニンと毛細血管の治療を一度にできる優れもの。

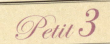

リフティング

[お手軽度 ★★★★☆　施術時間 約30分〜約1時間]

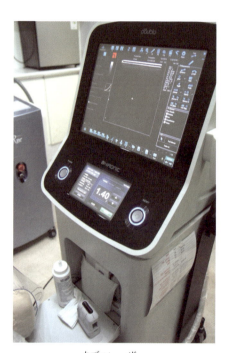

タブロレーザー

メスを使わずリフティングできるウルセラが韓国でも人気だったが、価格が高いうえ、痛みが激しい理由から下火になり、代りに登場したのがウルセラと同じく、皮膚の筋肉層まで刺激を与えてリフトアップが期待できるダブロレーザー。韓国製品なので費用はウルセラの半分以下、痛みも軽減され、術後の赤味やハレなどの心配も少ない。また、タルミが目立たなくなり、毛穴も消える効果があり注目されている。

部位と効力
- 顔全体……小ジワを目立たなくし、顔全体に弾力を与える
- 顎ライン……顎ラインの皮膚のタルミが改善され、顎ラインがスッキリする
- 首……小ジワを目立たなくし、タルミを改善

有効期間
- 術後3か月くらい経過すると効果を最大に感じることができ、約1年位持続

注意点
- 60度以上の熱を利用した超音波レーザーなので、術後に鎮静ケアを備える病院を選ぶことをお勧めする
- 痛みを伴うレーザーなので、施術前に麻酔クリームを塗る場合もある
- レーザーのリフトアップ効果には限界があり、メスを使用した手術とは格段に違いがあると述べる美容整形外科専門医が多い。30代〜40代にはお勧めするが、タルミやシワが目立つ場合はそれほど効果を実感できないとも言われている

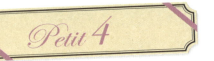

ヒアルロン酸

［お手軽度 ★★★★★　施術時間 約10分］

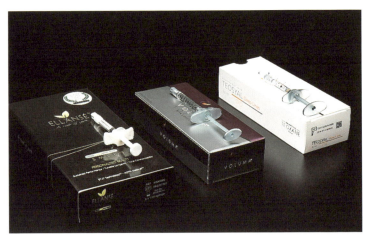

ヒアルロン酸

　ヒアルロン酸は、深いシワのくぼみや脂肪が均衡でない場所を滑らかにしてくれるだけでなく、立体感を出したい鼻や額などにボリュームを与え、はっきり輪郭を出す効果がある。
　持続が短いこともあり、鼻先や鼻柱を高くする手術前のテストとしてヒアルロン酸を行う場合も多く、本格的な美容整形の事前チェックに利用する韓国人女性も多い。
　水光注射と人気の保湿ケア施術も、ヒアルロン酸が使用され、顔全体にヒアルロン酸を注入して小ジワを目立たなくし、みずみずしく弾力のある肌を手に入れることもできる

※韓国ではヒアルロン酸だけでなく、コラーゲン注射なども含めフィラーと呼ばれている

部位と効力

- 目尻、眉間、ホウレイ線……顔全体の深いシワを目立たなくする
- 唇……唇の縦シワはもちろん、ふっくらとしたセクシーな唇にも仕上げられる
- 顎、額、こめかみ……立体感を出すことで小顔効果が得られる
- 首のシワ……くっきりと深い横シワの除去
- 涙袋……涙袋をふっくらとさせ、キュートさを演出

有効期間

- 最適な効果を持続するためには、1年〜1年半おきに一度注射する。安全なヒアルロン酸ほど期間内に体内で吸収されるように作られている

注意点

- ヒアルロン酸を注入後、気に入らない場合は、ヒアルロン酸を分解する注射もある
- 韓国の大部分の病院では注入量により金額設定される
- 皮膚下の的確な層に注入しないと凸凹に仕上がってしまうので、信頼のおける病院で施術する（特に皮膚が薄い涙袋などの場合）

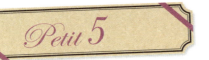

脂肪移植

[お手軽度 ★★☆☆☆　施術時間 約1時間〜]

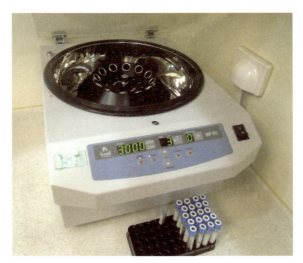

幹細胞脂肪分離機

自分の脂肪を移植するので、安全かつ自然な仕上がりとなる。
シワのくぼみを目立たなくするアンチエイジング効果があり、鼻や額などにボリュームを与え輪郭を整え、顎や頬骨などの過度な突出を目立たなくさせる矯正手術など様々な用途に利用され万能手術と言われる。
シリコンやヒアルロン酸では出せない自然な仕上がりは韓国人に人気。

部位と効力

- 瞼、目の下、ホウレイ線、おでこ……顔全体のシワのくぼみ除去
- 目の下のクマ……目の下のクマの改善
- 頬、顔全体……たるんだ皮膚にボリュームを与える
- おでこ、鼻筋、顎……平坦な部位に立体感を与え顔の均衡をとる
- 唇、頬骨、こめかみ、顎……突出している部位を目立たなくさせる
- ヒップライン……お尻にボリュームを与え、ウエストラインをUPさせて脚長効果

有効期間

- 脂肪が体内に吸収されてしまうので、数ヶ月内に2〜3回手術をする
- 脂肪の密着率と術後の回復を早めるPRP手術をする病院も多い ※8

注意点

- 脂肪が比較的多い太ももやお尻から摂取し、希望の部位に移植する施術で、術後の抜糸は摂取した部位と移植した部位の2か所
- 1回目、2回目と脂肪移植を数か月内に行うため、からだへの負担軽減策として、脂肪摂取を1回とし、衛生的で安全に保管する専用冷蔵庫を設けている病院もある

※8 PRPとは血小板に含まれる成長因子を利用し脂肪移植を行うこと。移植の回数も減らせる効果がある。

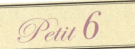

頭皮・毛髪治療

[お手軽度 ★★★★★　施術時間 約60〜120分]

老化とともに進行していく薄毛や抜け毛などの頭皮治療は、頭皮に栄養を与え、成長因子や細胞ホルモンで抜け毛を予防するケア。
本格的に毛髪を移植する施術や老廃物の除去や血液循環を促し、健康な毛髪、頭皮を保つヘッドスパなど気軽に体験できるものがある。
また頭皮をマイクロスコープでしっかり診断し体質に合わせたケアをプログラムする。
韓国では頭皮専門病院もあるが、皮膚科や美容整形外科、韓国韓方医院に頭皮クリニックが併設されているところも多い。

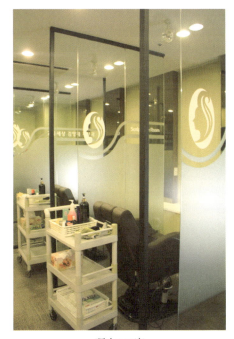

頭皮ケア室

部位と効力

- 頭皮……頭皮年齢や薄毛、抜け毛などの原因をチェックする
- ヘッドスパ……毛髪の損傷などに効果的な施術。首や肩の血流を促すデコルテマッサージ、頭皮マッサージ、角質除去、ヘアースチーマー、高周波イオンレーザー、薬用シャンプーなどのケア。フケでお悩みの方へもオススメ
- 毛包周囲注射……頭皮の血液循環を促進する注射療法。頭皮再生、毛髪成長、毛包強化などの効果あり
- 毛髪移植……自身の毛髪を移植し、脱毛部位への移植。
- メゾテラピー……プラセンタやビタミンなどの特殊栄養成分を頭皮の内側に注入し、即効性の脱毛予防、毛髪成長などの効果も。ヘッドスパと併用もされる

治療期間

- 1回で劇的な変化を得ることは難しいケアで、持続的に通う必要がある

注意点

- 施術内容によってはサプリメントや薬などを処方している場合は併用できないものもあるので、事前確認が必要
- 個人の頭皮に合わせてケアシステムを組んでもらえる病院を選ぶのが良い

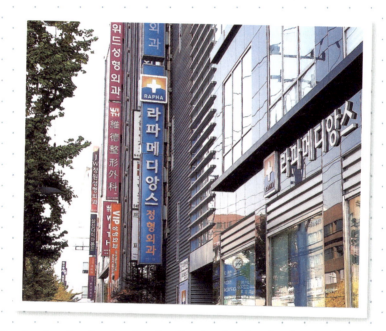

Special Advice 1
美容整形手術 Q&A
「99の気になるあれこれ」

自分に合った二重まぶたのラインはどうやって決めるの？　埋没法は術後にすぐほどけるって聞いたけど大丈夫？　二重まぶたの手術をした人でももう一度手術できる？　鼻炎や蓄膿症の場合でも鼻の整形は可能？　鼻の整形後メガネはいつからかけられる？　顎の手術をすると発音がおかしくなるっていうけど本当？　脂肪吸引のあとのリバウンドは？などなど…今まさに整形手術をしたいと思っているあなたの頭に次々と浮かんでくる気になるコト。そんな整形手術に関する99のQ&Aをみてみよう。

※施術名はクリニックごとに異なる場合があります。個人個人の状態により施術内容が畢なりますので、施術の前には必ず医師のカウンセリングを受けてください。

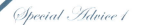

Q1. 個人に合った二重まぶたのラインはどうやって決めるの？

▶一般的には、まず患者の意見を聞いたあと、客観的な診察所見を提示します。その後、器具を使って実際に二重まぶたのラインをつくり、患者の目で確認したうえ、十分な相談とシミュレーションを行い、患者に似合う満足度の高いラインをつくることが重要です。

Q2. 埋没法で二重まぶたの整形後、かなりほどけてしまいラインがぼやけています。再手術術は受けられますか？

▶二重まぶたの再手術に関しては、現在の二重まぶたの大きさや傷痕の有無、組織の癒着の程度やまぶたの垂れ具合、まつ毛の方向、蒙古ヒダの有無などといった様々な要素により結果が異なります。再手術を埋没法で行うことも可能ですが、最初の手術ラインをなくす矯正施術が必要なケースもあり、新たなラインにも限界があります。ほとんどの場合は切開法で施術します。

Q3. 切開法で二重まぶたの手術をしたのですが、切開したラインがかなり腫れあがってきました。なぜこうなるの？

▶切開法で手術すると傷口が腫れあがる場合があります。施術時に出血を抑えるために電気所作（電気で血管を焼き凝固させること）を過度に行うと、皮膚の下にある老廃物を排出するリンパ管が損傷し、腫れるケースが多いです。

Q4. 埋没法の場合、術後にすぐほどけてしまうと聞きますが、大丈夫？

▶埋没法は時間の経過とともにほどけることがありますが、完全にほどけることはほぼありません。最近は埋没法と切開法のメリットを合わせた「部分切開法」が好まれています。この方法は埋没法で二重まぶたのラインをつくり、部分切開を行っていらない脂肪と筋肉を取り除くもので、ひとつの糸で絡みあったループをつくるため、術後もまぶたがほとんどほどけません。

Q5. 一重まぶたで、目だけを大きく見せるにはどうしたらいいのですか？

▶目頭切開や目尻切開で目を大きく見せる方法もありますが、通常は埋没法でラインを低くとって奥二重をつくり、二重まぶたのラインを目立たせずに目を大きく矯正します。特に男性が好む施術です。

Q6. 目が小さいわけではないのに顔がきつく見える場合、どんな施術が必要?
▶目が大きくても眉間が広いと目が実際よりも小さく見え、印象がきつそうになります。目頭切開によって蒙古ヒダを除去し、目の内側の部分を露出させれば目を大きく見せる効果があります。

Q7. 目と目のあいだが狭い人は目頭切開できませんか?
▶いいえ。目頭切開をすれば目と目のあいだが狭まると思われていますが、実際はそうではありません。個人の状態に応じて目と目のあいだを狭めたり、間隔を変えずに施術を調整することができます。

Q8. 目頭切開や二重手術のあと泣くとどうなりますか?
▶涙を流す程度であれば、手術部位に大きな影響は与えません。目のかゆみが強く、乾燥で涙が多く出る場合は目薬をさして症状を緩和してください。

Q9. まぶたの脂肪が多く、腫れぼったく見えます。脂肪だけ除去することはできますか?
▶ほとんどは二重まぶたの手術と脂肪の除去を同時に行いますが、脂肪除去のみも可能です。ただ、まぶたの外側を5mmほど切開するため、二重まぶたがないと傷が見える可能性があります。

Q10. 目がはっきり開かないため、眠そうだといわれます。どうしたらいいですか?
▶先天的あるいは後天的な理由で上まぶたが下に垂れ、目を完全に開けられない状態を「眼瞼下垂(がんけんかすい)」といいます。通常はまぶたの内側や二重のラインを切開し、まぶたを引きあげる筋肉である上眼検挙筋を引きあげて結ぶ方法で矯正します。状態により垂れた眼検挙筋を切り短縮し、まぶたをおでこの筋肉につなげて固定します。手術直後は目がしっかり閉じられなくなることがありますが、時間の経過とともに回復します。

Q11. 二重まぶたにみせるため、糊やテープを使ってきました。二重まぶたの手術に影響はありますか?
▶いわゆるアイプチやテープを長期間使用すると、まぶたの皮膚に角質ができ、真皮層が厚くなり、小皺ができて皮膚が伸びることがあります。ただその程度であれば手術は十分可能です。

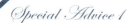

Q12. もともと二重まぶたなのですが、大きさや形を変えることはできますか?

▶インフォールドをアウトフォールドに変え、目頭切開、目尻切開などで目の形を矯正することができます。二重まぶたの幅を変えることも可能です。

Q13. 目の下のクマが濃いのが悩みです。手術で解決できますか?

▶クマができる原因としては様々な要因が考えられますが、目の下の脂肪が突出していたり、下に垂れている場合は、脂肪の除去や再配置、レスチレンのようなフィラーを注入することで矯正できます。色素沈着により生じたクマは、外科的な手術ではなくエステティック施術による治療が可能なので、クマの正確な原因を把握することが重要です。

Q14. 目の下のシワの除去手術をするとまぶたがひっくり返ると聞きますが、本当?

▶目の下のシワの除去手術は、シワを90%ほど矯正するのが原則です。手で引っぱり「ここまで」と思う範囲から少し減らし気味に矯正します。この原則を守ればまぶたがひっくり返る現象はおきません。年代が上がるほど追加施術が必要です。

Q15. ケロイド体質は二重まぶたの手術はできますか?

▶注射の痕や傷、術後の切開部位がくっつくときに皮膚が異常増殖し、赤くなって硬く腫れあがる症状をケロイドといいます。遺伝によるものが多いのですが、目などの顔面にはさほど影響が出ないことがほとんどです。現在ではケロイドを緩和させる注射剤が出ており、手術をしても症状をある程度やわらげることができますが、個人ごとに状態が異なるため、はっきりとはお答えできません。

Q16. 鼻の手術をすると小顔に見えると聞きますが、本当?

▶結論からいえば、本当です。鼻が高くなると顎の長さや頬骨の高さが相対的に短く見え、視覚的な効果を与えるためです。顔の実際の大きさを変えなくても、顔が立体的になると顔が小さくなったように感じます。

Q17. 鼻を高くすると目がよって見えることもあるそうですが、本当?

▶鼻柱を高める隆鼻術は目の形に影響を与えます。最も影響を与えるのは、目頭の部分で、鼻をかなり高くした場合は、目がよったように見えますが、実際の面積が狭まるなどの物理的な現象というより、眉間部位の鼻柱が以前よりも狭まることで

起こる錯視現象です。

Q 18. 鼻の手術に使うプロテーゼはどんなものがいいですか?

▶シリコンやゴアテックスにはほぼ同様の安全性があります。ただ、物理的な特性上、シリコンには時間がたつと少し硬くなるという欠点があります。ゴアテックスは多孔性素材なので柔らかい状態を維持することができ、触感も自然ですが、値段が高いです。最近はシリコンにゴアテックスをかぶせたシリテックスを使ったりもしますが、肌が薄く色白の人に適した素材です。プロテーゼの種類は個人の状態を見て決めたほうがよいでしょう。

Q 19. 鼻先だけの整形もできますか?

▶鼻柱の高さはあるのに鼻先だけが丸くぽってりしている場合や、鼻の穴が左右に広い場合、鼻先が上を向いた獅子鼻や鼻先が長く下を向いている場合は、すべて鼻先整形で矯正できます。鼻先整形は単独で行われる手術で、通常は本人の軟骨をプロテーゼに使うため比較的安全で効果的な手術です。ただ、鼻は長さと高さ、幅の3次元的な構造物なので、個人の状況をみて立体的にアプローチすることが重要です。

Q 20. 鼻が広がっているのですが、どんな手術を受ければいいですか?

▶広がっている鼻翼軟骨を集め、必要に応じてプロテーゼを一部に挿入し矯正します。程度がひどい場合は、小鼻の縮小を並行すればよりよい結果が期待できます。

Q 21. わし鼻は手術でなおせますか?

▶鼻柱と鼻先が突出していると、印象が強すぎ実際より老けて見えることがあります。突出した部位を除去し、プロテーゼを使用して鼻の高さを調節することで矯正します。また、ほとんどのわし鼻は鼻先が下に垂れているので、鼻先の整形も同時に行うことが多いです。

Q 22. 鼻の手術で生じる副作用は?

▶鼻の手術で最も生じやすい副作用は炎症です。免疫力が大幅に低下している状態で病原性の強い細菌が侵入することにより発生します。術後に十分な睡眠をとる必要があり、規則的な食事と継続した管理が重要です。

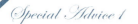

Q23. 鼻炎や蓄膿症でも鼻の整形はできますか？

▶鼻の軟骨異常からくる鼻炎やひどい蓄膿症には耳鼻咽喉科による手術が必要な場合があるため、専門医と相談し慎重に決める必要があります。アレルギー性鼻炎の場合は手術には特に問題はありませんが、術後に鼻水が多く出ないよう注意しなければなりません。

Q24. 小鼻の縮小はかなり傷が残りますか？

▶小鼻が左右に広がった顔は、鈍そうなイメージを与えます。小鼻の下の皮膚をくさび形に切り取って縮小する方法で矯正しますが、切開線は小鼻と頬の境界に残るため目立ちません。下からじろじろ見上げない限り、ほとんど分からないでしょう。

Q25. 鼻の手術の腫れはどれくらいで引きますか？

▶腫れは個人差が大きいため予測できませんが、約2週間後にはひどい腫れは収まり、最終的な結果は1～2ヵ月後に確認することができます。

Q26. 手術した鼻が気に入りません。すぐに再手術できますか？

▶プロテーゼが安定する時期は、一般的には術後3～4週間後です。ただ、外見上の問題から再手術を行いたいのなら、鼻の形が完全に定まった後がよいでしょう。鼻の再手術は頻度の高いほうですが、個人の状態によって様々な問題が生じるため、慎重に決めるべきです。

Q27. 鼻の手術後は、どれくらいでメガネをかけられますか？

▶プロテーゼが安定する1～2ヶ月まではできるだけメガネをかけないようにしてください。プロテーゼが完全に定まればメガネをかけても大丈夫ですが、事故などで強い衝撃を与えないよう注意が必要です。

Q28. アロダームを鼻に使うと吸収されてしまうというのは本当？

▶アロダームだけを使う場合は、強い圧力によって鼻先の高さが低くなることがあります。ですが鼻の軟骨操作などで鼻先の高さを十分に確保した状態でアロダームを使用したり、部分的な補強のためにアロダームを使う場合は圧力をあまり受けないため、当初のボリュームがほぼ維持されます。

Q29. 鼻の手術後は、指でブタ鼻をつくれないのは本当?

▶鼻柱だけでなく鼻先までシリコンを入れて施術を行った場合は、シリコンの硬さで鼻先をあまり押し上げられない可能性があります。

Q30. 小顔になるにはどんな手術が適していますか?

▶骨が原因ならエラや頬骨の縮小術を行い、顎の筋肉が発達している場合はボトックス施術が効果的です。単に頬が広くて顔が大きく見える場合は、頬の脂肪を除去する方法があります。

Q31. エラが張っているので小さくするにはどうしたらいいですか?

▶エラの縮小術には色々な方法がありますが、顎の骨が大きい場合は口の中を切開して顎の骨を切り、突出面をなだらかに削ります。顎の骨とは関係なく、咀嚼筋の発達によってエラが張っている場合は、ボトックス施術だけでも矯正が可能な場合があります。

Q32. エラが張っている原因は骨にあるの? 筋肉にあるの?

▶簡単に確認する方法は、奥歯をギュッと噛んでみて硬くなる部位がはっきりするかどうかを確認してみることです。硬くなる部位がはっきりするほど、咀嚼筋が厚くエラが張っていると判断できます。

Q33. エラの手術には口腔切開と外皮切開のどちらがいいですか?

▶最も多いのは口腔切開です。口の中の皮膚を切開するので外に傷が残らないためです。ただ、口腔切開では切開の長さが短いため、施術視野が狭まるという欠点があります。

Q34. エラの手術の副作用にはどのようなものがありますか?

▶神経損傷、顎間接損傷、術後の左右アンバランス、顎の骨付近の動静脈損傷による合併症、手術中の出血により血腫が生じたり、手術術後の傷から感染するなどの副作用があります。顔面輪郭手術は熟練した専門医と十分相談し施術するのがよいでしょう。

Q35. エラの施術後、顎がしびれたりしますか?

▶顎がしびれるのは副作用のせいでもありますが、一般的にはエラの手術のあと一

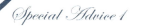

時的に「異常感覚」が起きるためです。術後数週間以内に回復し、長い場合は6ヶ月ほど続きますが、その後は正常に戻ります。

Q36. エラの施術のあと、いつ頃から細くなったと実感できますか?

▶術後ひと月くらいたつと、鏡で見て顔の輪郭が変わったと実感できるようになりますが最終的な結果は3～6ヶ月ほどたたなければ確認できません。

Q37. しゃくれた顎の場合はどう手術するのですか?

▶歯は正常なのに顎の前面が長く突出している場合は、顎の骨を水平に切り、後ろに押し込める方法で矯正します。歯の咬合が非正常の場合は、先に歯科矯正を行いあとから手術することがあります。

Q38. しゃくれた顎先だけを少し切ることも可能ですか?

▶顎がさほど長くない場合には可能です。ですが、程度がひどい場合は顎先だけを切ると顎先の部位に残る皮膚がよれたり余ったりする可能性があるので、通常は水平に2ヵ所切り、中間部分を除去して下と上の骨を固定する方法を採用します。

Q39. 顎の骨を切る手術は神経が近くにあるので危険と聞きましたが、本当?

▶患者個人の神経分布位置によって、切除できる程度が変わります。神経に損傷を与えない限度内で必要な量を切除しなければなりません。経験豊富な専門医と十分な相談を行い、慎重に決定することが重要です。

Q40. 顎がない場合はどう手術をするのですか?

▶顎の骨の真ん中に人口骨を挟んで長く見せる方法と、顎の骨を切って下のほうを前に出し、顎を長くしたあとに矯正する方法の二通りがあります。また、顎先にメドポアやゴアテックス、シリコンなどのプロテーゼを入れて矯正することもできます。個人の状態に応じて適切な方法を選べばよいでしょう。

Q41. 顎の手術では筋肉を切除するそうですが、大丈夫?

▶エラの施術時に筋肉を切除する場合は、慎重になる必要があります。顎の骨を切除するだけでもある程度筋肉の再配置や退化を期待できますし、傷が残る筋肉切除術よりもボトックス施術を選ぶケースが増えています。筋肉を切除しても残った筋肉がまた大きくなる「代償性肥大」が起こるのを避けるためでもあります。

Q42. 顎の手術をすると発音がおかしくなりますか?

▶初期は腫れによって口の動きが不自然になることがありえます。そのため発音が多少たどたどしくなる場合がありますが、手術は発音に関わる筋肉や声帯とは無関係ですので、時間がたてば正常に戻ります。

Q43. 顔がアンバランスです。顎の手術で左右対称になりますか?

▶手術で完全な対称をつくるのは難しいです。正常な人の場合でも完璧な対称ではありません。「正面からみて対称に近い程度」あるいは「現在の状態より対称に近づける程度」を目標に手術を行うことはできます。

Q44. 出っ歯の矯正には歯科矯正と手術のどちらがよいですか?

▶個人の状態によって異なりますが、最もスピーディーで正確な方法を選ぶなら、手術だと思います。経験豊富な専門医が施術を行えば、他の顔面輪郭手術より安全です。

Q45. おでこにプロテーゼを入れた場合、時間がたつと境界線がはっきり分かりますか?

▶はい。ある程度境界が分かるようになる可能性はあります。ただ最近はおでこの骨の屈曲度に合わせて挿入物を製作するため、こうした現象は緩和されるようになりました。周囲をなでるとある程度境界が分かりますが、手術したことを知らない人が偶然触ったくらいでは分かりません。

Q46. おでこ整形の副作用にはどのようなものがありますか?

▶3つの副作用が考えられます。まず術後におでこの上の部分の感覚が鈍ったり、時々チクチクすることがありますが、時間がたてば消えます。2つ目に、挿入物の周囲に水がたまる漿液腫ができることがあります。3つ目は手術直後にアザになることがありますが、これは上まぶたや目の周囲に拡大する恐れがあります。手術前に医師に相談し、副作用について熟知したうえで施術を決定するとよいでしょう。

Q47. 頬骨を手術したいのですが尻込みしています。どんな副作用がありますか?

▶術後に頬が垂れたり、頬骨の左右アンバランス、痛みと腫れなどがありえます。頬が垂れるのは必然的ではなく、手術による合併症や副作用のためです。左右アンバランスの場合は、手術は100%完璧とはいかないので、その点を考慮しておくことが

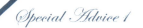

必要です。痛みは実際にはほとんどなく、腫れは1週間以内に日常生活に支障のない程度まで落ち着くケースがほとんどです。

Q 48. 頬骨の手術のあと、骨がぐらつくことがあると聞きましたが、本当?
▶頬骨の術後は矯正がどんなにうまくいっても腫れが引く過程で少し骨が動く可能性があります。このような現象は、時間の経過とともに骨が定位置に落ち着けば消えます。術後初期に表れる若干のぐらつきは、それほど心配する必要はありません。

Q 49. エラと頬骨の手術をすれば顔がかなり小さくなりますか?
▶エラの場合はとがった部分が外側にかなり突出している場合、頬骨の場合は前と横にかなり突出している場合に大きな効果が得られます。

Q 50. 二重アゴを脂肪吸引すると神経を損傷する可能性があると聞きましたが?
▶顔面脂肪吸引の中で最も効果があらわれ、もっとも頻繁に行われている部位が、顎です。脂肪吸引では神経損傷は起きません。脂肪を吸引する部位は皮下脂肪層であり、この部位には感覚神経しか存在していないためです。感覚神経は損傷することが少なく、仮に損傷したとしてもリハビリが可能なので大きな問題にはなりません。

Q 51. まだ若いですが顔面輪郭手術を受けたいと思っています。可能ですか?
▶顔面輪郭手術は顔面骨の成長がある程度終わった時点で受けたほうがいいです。女性の場合は満18歳以上、男性の場合は満20歳以上ですが、個人差があるので若年層の場合はより慎重になる必要があります。

Q 52. 豊胸手術はいつから自然になりますか?
▶術後1ヶ月は腫れが減少するため施術当時よりも大きさが減り、術後3ヶ月〜1年ほど経った頃、ある程度形が定まります。施術直後は一時的に形が不自然に見えますが、腫れが引かないうちは正確な結果を見ることはできません。どのような手術も、正確な効果を見るには6ヶ月から1年ほどの時間が必要です。

Q 53. 豊胸手術をしたのか、かなり分かるものですか?
▶専門家の立場で言えば、場合によっては分かります。特に、もともと乳房の組織が

ほとんどのなかった人の場合は、触感が硬く挿入物の境界が体の上に若干あらわれます。また、横になったときに自然に垂れたり流れることがどうしても少なくなります。

Q54. 乳房の整形後に傷痕が残らない方法はありますか?

▶乳房の整形はワキのシワ、乳房の下のシワ、乳輪の部位、ヘソの切開などによって行われ、該当部位にはある程度の傷が残ることがあります。最も多く使われる方法は、2cmほどの切開線をワキの最も深い部位のシワに一致させるもので、傷痕がほとんど目立ちません。

Q55. 豊胸のときに使うプロテーゼの種類と、メリット、デメリットを教えて。

▶シリコンジェルバックが癌やリューマチを引き起こすことがあることが分かり、韓国では主に食塩水バックとダブルルーメンバックを使用しています。食塩水バックは長期に渡り使用されてきたもので、安全性と優秀性がある程度立証されているプロテーゼです。ダブルルーメンバックとは食塩水バックのポケット部分をシリコンジェルでつくったバックのことですが、食塩水バックに比べて触感が優秀で、大きさの調節が可能なものの、価格が3倍以上高く切開線が少し長くなります。

Q56. 乳房整形後に挿入物が漏れることもありますか?

▶挿入物自体に欠陥があれば、漏れることがあります。手術中にはこうした欠陥を確認できないため、挿入物が不適切に埋められた場合などは摩擦が繰り返されることで破裂することもあります。ですがそのようなケースは非常に稀で、正常な挿入物の場合はほぼ永久的です。

Q57. 豊胸手術後に胸が硬くなり痛いです。副作用でしょうか?

▶乳房整形後に最も問題になる合併症が、挿入物との境界が硬くなる拘縮です。拘縮を防ぐには、表面が粗い挿入物を使用したり、挿入物をなるべく胸の筋肉の下のほうに挿入し、術後一定期間マッサージを行って施術時に挿入物の周りに血腫ができないよう注意することが重要です。

Q58. 乳房整形以来、普段は平気ですが気温が低くなると固くなります。拘縮ですか?

▶寒いと皮膚が縮み、熱の発散を抑えようと体が自然に反応しますが、症状がひどければ病院に問い合わせたほうがよいでしょう。

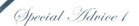

Q59. 乳房整形後のマッサージがとても痛いのですが、必要?

▶表面の粗いプロテーゼを使用した場合はマッサージは必要ありませんが、表面がなめらかなプロテーゼを使った場合はプロテーゼが組織と癒着せずにちゃんと動くようにし、拘縮などの副作用が起きないようにする必要があります。よい結果を得ようと思うなら、医師の指示に従って痛みをこらえ、粘り強くマッサージしたほうがよいです。

Q60. 乳房の整形後、手術部位がかゆい場合かいても大丈夫?

▶術後に絆創膏をはった部位がかゆくなったり、包帯が取れたりした場合は、触らずにまず医師が確認できるよう病院に問い合わせたり、来院したほうがよいです。術後最も大きな副作用は感染によって発生します。

Q61. 豊胸すれば授乳に影響が出ますか?

▶いいえ、支障はありません。乳腺組織は胸の筋肉より上に位置します。胸の筋肉の下のほうに挿入物を入れる方法は乳房の組織にまったく影響を与えず、筋肉の上に挿入した場合も乳腺組織よりは下に位置するため、いかなる影響も受けません。

Q62. 垂れた胸は整形で矯正可能?

▶授乳後に胸が垂れて悩むことが意外に多くあります。垂れた胸はプロテーゼを入れて矯正できます。乳頭が大きかったり、左右がアンバランスな場合は、乳頭矯正を並行すれば見ためもよりよいでしょう。

Q63. 乳房縮小による副作用にはどんなものがありますか?

▶手術の際の止血が不十分だったり、患者の出血性素因の有無、血圧の上昇などにより血腫ができることがあります。また、施術時に乳管から細菌が流入する恐れがあり、左右のアンバランスや切開線の違いによる傷の大きさ、乳頭組織の一部壊死や感覚低下などが生じる可能性があります。

Q64. 乳房整形後体の変化により、問題が起きる可能性はありますか?

▶出産したり体重が増減することで胸の大きさと形が変わったり、加齢により手術した胸が垂れるなどの変化が手術していない胸と同じようになる可能性はありますが、手術自体による乳房組織の変形はありません。

Q 65. 陥没乳頭は手術をしないとなおりませんか?
▶陥没乳頭は放置すると乳首の内側にカスがたまって臭ったり、乳頭炎にかかることがあり、乳がんを引き起こすこともあります。特に、出産時には陥没の程度がひどくなり授乳できなくなるため、可能な限り手術を受けたほうがよいでしょう。

Q 66. 陥没乳頭の術後も授乳できますか?
▶ひどい場合を除けば、術後の授乳に支障が出ないことがほとんどです。ただ体質的にすでに授乳できなくなっていることが稀にあります。この場合は手術の際に乳腺組織を維持しても授乳が不可能なことがあります。

Q 67. 私は男性なのですが、乳房が女性のように出てきて心配です。
▶男性の胸が女性のようにふっくら盛りあがっている状態を「女性化乳房症」といいます。これは疾病というよりもホルモンバランスの不均衡により起こる症状で、解決方法は手術による治療しかありません。脂肪吸引とともに内視鏡を使って乳腺組織を摘出することで矯正します。青少年の場合はホルモンの影響による一時的な現象である可能性があるので、3~4年ほど様子を見たほうがよいでしょう。

Q 68. 脂肪吸引は主にどの部位で行うのが最も効果的?
▶多くの女性がヒップと太ももがあたる部分からヒップの下の後ろ側の太ももにいたる部位で脂肪吸引を行っています。「乗馬パンツ型肥満」と呼ばれる部位なのですが、脂肪吸引により際立った効果を得ることができ、術後の満足度も高いです。

Q 69. 脂肪吸引すると傷が大きく残りますか?
▶脂肪吸引は施術部位の脂肪層に吸入管を挿入して行いますが、このためには切開が必要ですが1cm未満の短い切開なのでほとんど目立ちません。施術直後は傷の部位が赤くなるので目につきますが、時間がたつにつれて徐々に色が薄くなり、最終的にはほとんど目につかなくなります。

Q 70. 脂肪吸引後にリバウンドすることもありますか?
▶脂肪吸引は脂肪細胞の数を減少させる施術です。脂肪細胞の数は青少年期をすぎると数的な変化がほとんど見られないので、脂肪吸引後に脂肪細胞が再び増えることはありません。ただ、残っている脂肪細胞内には脂肪が蓄積されるので、できれば運動とダイエットを並行するとよいでしょう。

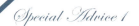

Q 71. 脂肪吸引時の痛みはどの程度?

▶脂肪吸引は主に全身麻酔または部分麻酔で行われるため、施術の際には痛みはほとんどありません。施術後に部位が引きつったり張ったりするような感じになるかもしれませんが、痛みはさほど大きくありません。

Q 72. 脂肪吸引後はいつから日常生活に戻れますか?

▶1,500〜2,000cc以上の脂肪吸引を行った場合は、かなりの脂肪が減っているので体液の移動が激しくなります。通常手術当日は入院し、退院後は2、3日の安静をとったあと日常生活に復帰します。

Q 73. 脂肪吸引をしたあとの運動はいつからできますか?

▶ヨガやストレッチなどの軽い運動なら術後2〜3週間後から可能です。ゴルフや水泳などの激しい運動はひと月ほどたってから始めたほうがよいでしょう。適度なウォーキング程度であれば、術後すぐにでも可能です。

Q 74. 脂肪吸引後、圧迫服はいつまで着用すべきですか?

▶圧迫服は腫れをかなり緩和してくれるので、最初の3、4日は必ず着用したほうがよいです。ただ、手足がむくんで着用が難しかったり、圧迫服が関節にこすれて傷になりそうな場合は、一時的に着用しなくてもかまいません。着用に耐えられるのであれば、術後3週間ほど着用したほうがよいです。

Q 75. 脂肪吸引と腹部の整形はどう違うのですか?

▶脂肪吸引は主に部分的な肥満に効果を発揮します。脂肪を覆った皮膚に十分な弾力がある場合はさらに効果的です。腹部整形は脂肪吸引だけでは状態を改善できない場合に、伸びきった皮膚と脂肪とを同時に切除する手術のことです。帝王切開手術と同じような場所に同様の大きさの傷が残りますが、パンティーラインに隠れるのであまり目立ちません。

Q 76. 過体重でなくても脂肪吸引を行うことはありますか?

▶脂肪吸引は肥満治療のひとつの方法ですが、体重の減少が唯一の目的ではありません。主に部分肥満に効果的であり、よりよいボディラインを作るための体型彫刻術として理解するとよいでしょう。

Q77. ふくらはぎの整形にはどの程度の効果がありますか?
▶ふくらはぎの整形手術は早期に効果を確認できます。普段からジョギングなど足を使う運動を熱心に行ってきた人は、ふくらはぎの筋肉萎縮効果が半減することがあります。

Q78. 鎖骨の整形手術も可能?
▶突出した鎖骨は女性らしさを強調する部位として、このところ脚光を浴びています。鎖骨を直接手術することは美容整形では行われていませんが、鎖骨周辺の脂肪を吸引し、埋もれている鎖骨をはっきりさせる方法での整形手術は可能です。

Q79. えくぼをつくる整形は、笑わなくてもえくぼが出るのは本当?
▶えくぼの整形は、口の端を引きあげる筋肉の一部と頬の皮膚のあいだに新たな癒着をつくる形で行われます。術後数ヶ月は笑わなくてもえくぼが出ることがあります。ですが3、4ヶ月たてば笑ったときだけ自然に出るようになるので、心配しなくてもよいでしょう。

Q80. シワはなぜできるのですか?
▶老化が根本的な原因ですが、そのほかに3つの要因を挙げられます。まず、肌表面にできる小ジワなど、肌自体が弾力を失うことで生じるシワがあります。次に、長期的な重力の影響で肌が垂れてできる場合。最後は皮膚が繰りかえし伸縮することでできるシワです。シワは薬物とリフトアップ、レーザー剥皮術、ボトックスやフィラーなど多様な方法で矯正できます。

Q81. 鼻の横にできるほうれい線はどうやって消すのですか?
▶深く刻まれたシワにはレスチレンやアーテコール、パーレインなどのフィラーを注入し、シワを薄くする方法をとります。施術は簡単ですが、時間がたつと吸収されて効果がなくなることがあります。フィラーの種類により、短いものだと1年、長いもので3～5年ごとに再注入することで、持続的な効果が得られます。

Q82. ボトックスを顔に施術すると表情に変化が生じますか?
▶ほとんどの場合は施術後の腫れなどはなく、日常生活にすぐ戻れます。人によっては顔の筋肉がぎこちなく感じることがありますが、こうした現象は大抵2週間からひと月ほどでなくなります。

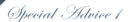

Q83. ボトックス施術後、物を噛む機能に支障が出る恐れはありますか？
▶適切な量を注入すれば身体機能に大きな影響は出ません。ただ、一時的に噛む力が弱まったと感じることがありますが、時間の経過とともにそれもなくなります。

Q84. ボトックスの副作用にはどのようなものがありますか？
▶今までに明らかになっている副作用としては、まず一時的に噛む力が弱まるというものがありますが、数日から数週間で症状は回復します。万一副作用が起きても、ボトックスの効果自体が一定期間とともに消えますので、一時的な現象で終わることがほとんどです。

Q85. ボトックスは人によって効果に大きな違いが出ますか？
▶ボトックスを咀嚼筋退縮に用いる場合は、一般的にはエラの厚みを既存の3分の1ほどに減らす効果があります。咀嚼筋の厚みは個人差が大きく、ボトックスによる反応の程度にも違いが出るため、ボトックスの効果については個人差が大きいといえるでしょう。

Q86. ボトックスの効果はどれくらい持続しますか？ 永久的ではないのですか？
▶ボトックスの有効期間は長くても半年ほどです。繰りかえし施術を行うことで効果をより持続させることはできますが、現在のところ永久的な効果を期待するのは難しいでしょう。

Q87. ボトックスの追加施術はいつごろ行えばいいですか？
▶現在はまだ効果を持続させるためのボトックス追加施術に関する指針が明確に確立されていない状況です。効果が落ちる時期まで待って施術すべきとの声がある一方、3ヵ月後に施術すれば効果がほぼ永久的になるという説もあります。

Q88. ボトックスはすべてのシワに適用可能？
▶筋肉によって生じるシワであれば、どのようなシワにも適用できます。機能上麻痺させてはいけない部位の施術は禁じる必要があり、筋肉と関係なく出来る深いシワの場合は、ボトックスを打っても特に変化は起きません。

Q89. ボトックスで顔の肉を落とすこともできますか？
▶顎の咀嚼筋に効いて細くなったフェイスラインを見て、ボトックスで顔の肉が落

ちたと誤解しているようです。ボトックスは筋肉に作用する物質なので、一般的な肉、つまり皮膚と脂肪層の厚みを減らすことではありません。筋肉の発達によって顔が大きく見え、エラが咀嚼筋により発達している場合にのみ、ボトックスによる小顔効果を期待できます。

Q 90. ボトックスを打つと頬骨が目立ちますか?

▶ 顔の側面の輪郭線は顎と頬骨で決まるので、ボトックス施術で顎の輪郭が変われば錯視現象によって相対的に頬骨が突出して見えることがあります。突き出た頬骨が気になるなら、施術前にこうした点を相談して決定したほうがいいでしょう。

Q 91. 人気のフィラーはなんですか?

▶ 最近のフィラーは持続期間が長くなり、効果のはっきり出るものへと進化しています。レスチレン、レディエッセ、マトリデックスは根強い人気を誇るフィラーなのですが、中でもレスチレンは人体の骨の成分の一種であるカルシウムハイドロキシアパタイトという成分でできており、人体への親和性が高く持続期間が比較的長い上に性質が硬いため、鼻柱や引っ込んだ顎の整形手術に多く利用されています。

Q 92. フィラー手術が最も多く行われている部位はどこですか?

▶ 近頃は豊胸手術にフィラーを使うケースが増えています。プロテーゼ挿入で行われる既存の豊胸手術には1週間ほどの回復期が必要でしたが、フィラーを使えば短い時間で安全かつ手軽に胸のボリュームを増やせるため、人気を集めています。豊胸手術に躊躇している人にも向いています。

Q 93. レスチレン注射で鼻を高くする場合、効果はどれくらい持続しますか?

▶ レスチレンの主な成分であるヒアルロン酸は、ほとんどが注入後1年から1年半位で体内に吸収され、平均9ヶ月ほど維持されると考えてよいでしょう。

Q 94. フィラーは安全?

▶ 現在施術で使われている一般的なフィラー製品は、ある程度の安全性が立証されているため、それほど心配しなくてもよいでしょう。施術前にヒアルロン酸の含有量と輸入先、価格(極端に低価格の場合は疑ったほうがよい)について十分確認することが大事です。

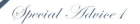

Q 95. イージーリフト施術とは何のことですか?

▶イージーリフトとは小さな切開部位から特殊な糸を入れてあらゆる筋肉層と皮膚の中の骨膜組織をつなげて固定し結ぶ方法のことで、シワを伸ばす手術です。シワとたるみの程度がそれほどひどくないなら、イージーリフトで手軽に効果が得られます。

Q 96. 自家脂肪移植は何度もやらなければ効果が出ないと聞きましたが、本当?

▶かつては移植した脂肪が体内に吸収される量が多すぎて、繰り返し施術は避けられませんでしたが、最近はこうした要因を最小化するために純粋な脂肪細胞のみを精製し均等に注入する技術が発達し、約80%以上の生着率となり、一度の施術でも十分な効果が得られます。

Q 97. おでこや目の下の涙袋も脂肪移植でボリュームを出すことができますか?

▶はい、可能です。個人差はありますが、生着率が60〜70%ほどなので、追加施術が必要なこともあります。脂肪注入後の生着率を高めるには、施術部位に刺激を与えないことが大切です。

Q 98. 脂肪由来幹細胞移植は既存の脂肪移植とどう違うのですか?

▶既存の自家脂肪移植は時間とともに体内に吸収され、施術効果がなくなるのが欠点でした。脂肪由来幹細胞移植は純粋な脂肪細胞のみ分離して移植し、過度な吸収を防止できる最新の施術法です。

Q 99. 自家脂肪移植で効果を得られるパーツはどこですか?

▶自家脂肪移植はいらない脂肪を抽出し必要な部位に注入する施術です。貧弱な頬やほうれい線などの各種シワ、おでこ、鼻柱、目の下の涙袋、手の甲、胸、ヒップなど多様な部位で施術されており、体型の矯正が可能です。ただ採取量には限界があります。

Special Advice 2
美容整形医院&医師
「ソウル・プサンの クリニックガイド」

―ソウル―
- パク・ジェウ美容外科
- Wynnクリニック明洞支店
- チョンダムheal医院
- 江南アルムダウンナラ
- フーズフー皮膚科
- アルムダウン・ミタム医院

―プサン―
- She's整形外科
- ゴウンセン キムヤンジェ皮膚科医院

パク・ジェウ美容外科

http://jwps.kr/jp/

ソウルのオシャレな街　カロスキル近くにあるパク・ジュウ美容外科。「外見の美しさではなく、コンプレックスをなくし心から自信が持てる美しさを！」をモットーに、韓国内だけでなく、海外からの顧客にも定評のある病院。日本人スタッフが常駐する病院で、日本人に合ったサービスを受けられるのも魅力。また、カウンセリングから手術、アフターケアまで美容整形外科医が直接対応することで、より安全で信頼のおける施術が可能である。院長は人気施術のアキュスカルプを開発した韓国ルートロニック社の公式諮問医臨床経験も豊富なことから、多くの医師が国内だけでなく、日本、ドイツ、ロシアなどから施術を学ぶため訪れている。

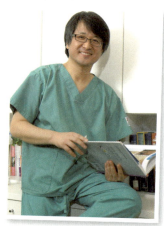

パク・ジェウ院長

病院の特徴＆人気の施術項目

- アキュスカルプ……アキュスカルプレーザーで脂肪を溶かして整える整形術で、顔の輪郭形成やボディラインに適用される注目の施術、同時にたるみやシワを改善するタイトニング効果がある
- アキュト……アキュスカルプと溶ける糸リフティングを複合した施術。二重あご、フェイスライン、小ジワなどの改善に効果的
- 水光ボトックス注射……ヒアルロン酸の水光注射にボトックスを混ぜて肌の潤い、ツヤ、弾力リフトアップ、小ジワを改善する本院独自のプラン

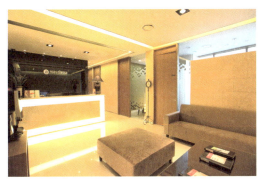

ロビー

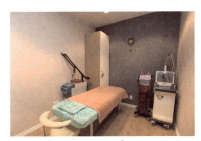

レーザー室

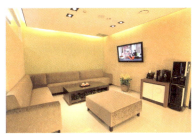

待合室

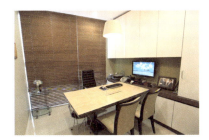

カウンセリング室

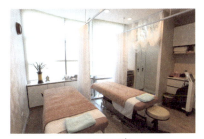

スキンケア室

住　　所　　ソウル市 瑞草区 蚕院洞20-9 ヒューマンタワー8階
アクセス　　地下鉄3号線新沙駅　4番出口から徒歩1分
TEL　　　　82-2-544-0155
診療時間　　10:00～19:00(土～16:00)、日曜日は休診

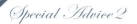

Wynnクリニック 明洞支店
http://wynnclinic.net/about/01.php

ソウル最大の観光地・明洞に位置する美容クリニック。開院は2006年だが、トレンドや顧客のニーズに合わせた施術コースがあり、たちまち注目を集める病院となる。2007、2008年は韓国でボトックスやヒアルロン酸施術を最多行った病院としても知られ、その繊細な技術が定評。明洞以外にも江南、狎鴎亭とソウルの美容整形の激戦区に支店があり、韓国女子に人気が高い。明洞支店は立地面からも日本から日程に組み込んで施術を受けるリピーターも多い。

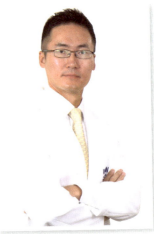

ユン・チュルス院長

病院の特徴＆人気の施術項目

- 肥満ケア……脂肪吸引手術から脂肪溶解注射など顧客の体質に合わせたプログラムで無理なくダイエットを助けてくれる
- プチ整形……ボトックス、ヒアルロン酸の豊富な施術数をベースにより満足な仕上がりを期待できる
- メディカルスキンケア……ほくろからシミ、そばかす、ニキビ跡など悩みに合わせたレーザー機械を使用した施術。プラセンタやビタミンアンプルを使用し、より効果を実感できる
- アンチエイジングケア……リフトアップレーザー・ダブロや溶ける糸でのウルトラVリフトなどの施術でメスを使わないタルミ除去術を行う

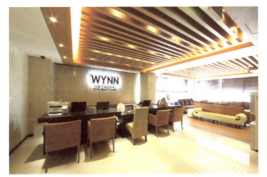
ロビー

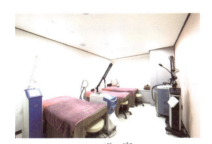
レーザー室

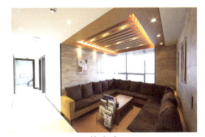
待合室

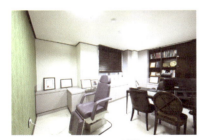
カウンセリング室

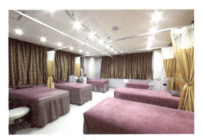
ケアルーム

住　所　ソウル市 中区 忠武路1街 24-31, 2431ビル4～5F
アクセス　地下鉄4号線明洞5番出口から徒歩約1分
TEL　82-2-596-0344
診療時間　11:00～20:30(土～17:00) 日曜日は休診

チョンダムheal 医院

http://ameblo.jp/healclinicseoul

ソウルのセレブ街として知られる清潭洞に位置し、顧客もハイソサエティーが多い。その人気は、美しい女性院長の技術と女性ならではの気配りや気遣いサービスにあり、テレビや雑誌からもラブコールを受けるほどの人気。また、長期で治療を受けることが難しい海外からの顧客のために、1日できれいになれるコースをいくつも準備しており体験ができる。女性のための空間ということを意識し、病院内はプライベートをしっかり守るように作られている。また、病院で一番人気のマネキン注射は当院の院長が創始者で、韓国内でも話題になるほど!

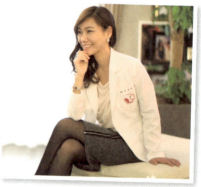

キム・ミニョン院長

病院の特徴&人気の施術項目

- ダイエット治療……脂肪溶解注射の「マネキン注射」。ハリを失わせずに局所部位のダイエット効果を得ることができ、術後のリバウンドもほとんどないといわれる。
- アンチエイジングケア……タルミや二重あご、ホウレイ線シワなどに効果的な糸のリフト施術や高周波治療、輪郭注射など個人に合わせたコースを構成させ治療を受けることができる。
- 1DAYプログラム……観光客向けのプログラムで美白や美肌のフェイスプログラムが多様にそろっている。自身の血液を注入し若返りを図るPRP治療も同時に行うことが可能。

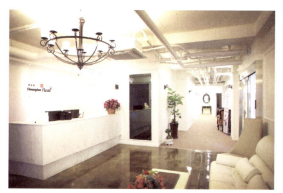
ロビー

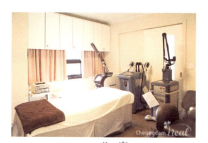
レーザー室

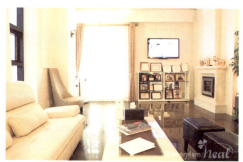
待合室

ケアルーム

住　所	ソウル市 江南区 清潭洞 91-4, Mビル 2
アクセス	地下鉄盆唐線狎鴎亭ロデオ駅4番出口から徒歩約7分
TEL	82-2-546-0011　[日本語直通　82-10-8610-7565]
診療時間	10:00～19:00(金～21:00、土～15:00)、日曜日は休診

江南アルムダウンナラ

http://www.anaclijapan.com/

皮膚科、美容整形外科の専門医5人からなる江南アルムダウンナラは、「メスを使用せずに美しくなる」をモットーに患者さんの立場から診療を行う病院。
リフトアップレーザーのウルセラやダブロレーザー、ボトックスなどを韓国に初めて導入した病院でもある。
院長は日本美容外科学会の会員で

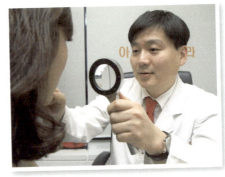

イ・サンジュン院長

もあり、日本人の評判も良い。また、韓国内でも様々な賞を受賞するなど、江南でも高い人気の病院で、韓国スターご用達の病院としても広く知られている。高級エステサロンを彷彿とさせる病院内も人気で、パウダールームや待合室もホテルのような雰囲気。

病院の特徴＆人気の施術項目

- メディカルエステ……皮膚科専門医により処方されるレーザーや薬を使った医療エステ。クリスタルピーリング、カタツムリケア、マッコリケアなど50種類以上のプランを準備し、患者の肌に最適な治療が受けられる
- 幹細胞ケア……フェイスアンチエイジング効果のある植物性幹細部とレーザー治療を合わせたケア
- メディカルコスメ……皮膚科専門医の18人が研究して作られた医療化粧品で、スキンケア製品から機能性化粧品、キッズ向けなど60種類の商品をそろえている

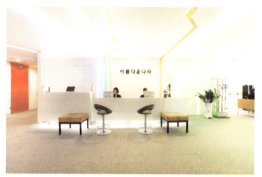

病院受付

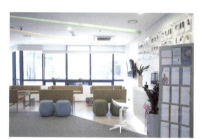

待合室

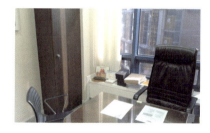

カウンセリング室

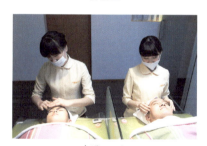

ケアルーム

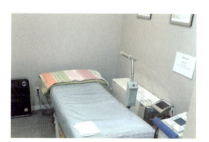

施術室

住　所	ソウル市 江南区 駅三洞825 ミジンプラザ12階
アクセス	地下鉄2号線　江南駅1番出口から徒歩約1分
TEL	82-2-3420-2250
診療時間	10:00～20:00(土日祝日～17:00)

フーズフー皮膚科

http://hus-hu.jp/hihuka

2010年から2012年、メディカルコリア外国人患者誘致大賞を受賞。日本だけでなく、中国、アメリカ圏からの外国人患者も多く、サービスも各国別にしっかり対応する病院として評判。最新レーザー機器を使用し、医療陣はすべて豊富な経験を持つ皮膚科専門医である。使用する製品はFDAや韓国のKFDAで承認を受けたものだけを使用し、徹底的な滅菌システムを構築している。

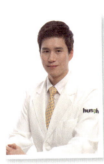
ホン・ギョングク院長

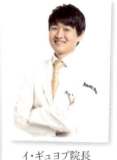
イ・ギュヨプ院長

病院の特徴＆人気の施術項目

- 幹細胞童顔注射……自身の血液から摂取した幹細胞を利用し、肌の再生施術などに取り入れより効果的な仕上がりにする注射。シワやくすみ、タルミなどに効果
- マルチ・リフティング……いくつかのレーザー機器を合わせたマルチ治療。シワ改善、フェイスラインの矯正、肌に弾力を与え、毛穴縮小なども効果的
- 白の女王プログラム……美白レーザーとPRP注射治療のケア。シミや色素、肌トーンに効果的なマルチアンチエイジング治療
- プチ整形……ボトックスやヒアルロン酸を使用し、自然な仕上がりとともに肌に張りを与える
- ニキビ跡ケア……ニキビの原因を除去しニキビ跡を改善するレーザー治療

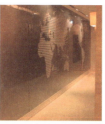
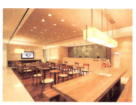
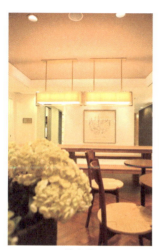
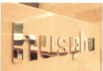
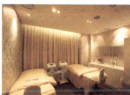

待合室

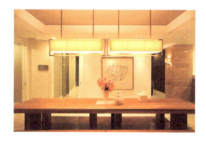

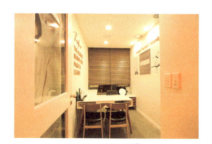

カウンセリング室

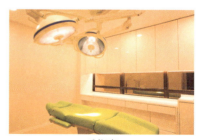

手術室

住　所	ソウル市 江南区 新沙洞 610-5 クジョンビル3階
アクセス	地下鉄3号線狎鴎亭駅3番出口から徒歩約1分
TEL	82-2-1588-7536
診療時間	10:00～20:00(火水木～19:00、土～16:00)、日曜日は休診

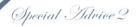

アルムダウン・ミタム医院

http://www.konest.com/contents/clinic_mise_detail.html?id=2635

ソウル旅行中に利用する日本人観光客に人気の、明洞に位置する美容クリニック。日本語スタッフが常駐しているのも魅力。また院長やスタッフの家族的な雰囲気が緊張を和らげ、その心地よさに何度も足を運ぶリピーターが多い。院長はスポーツ医学を学んだ後、カイロプラクティックや皮膚学、肥満ケアなど研究し、美容整形だけでなく、からだ全体の角度から美しさを追求することができる病院と定評である。

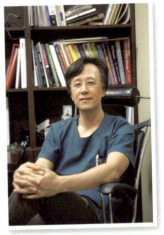

キム・グァンテ院長

病院の特徴＆人気の施術項目

- 美白＆弾力ケア……白雪姫のような美白を！マルチレーザーを使った美白ケア
- マイナス10歳プラン……ビタミン、色素レーザー、サーマクールなどいくつかの施術の中から4段階を選び、お肌にハリと弾力をつけていく集中アンチエイジングケア。お客様一人一人にあったオーダーメイドプランを提供している
- 肥満対応プラン……全身ケアから、上半身、下半身、各部位別に対応できるダイエットプラン
- リフティングケア……メスなし15分で完成するオメガプラスリフティングケア

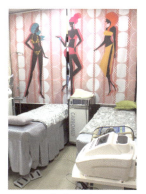

ケアルーム

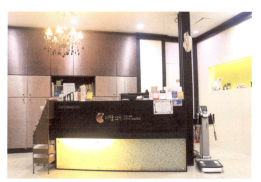

病院受付

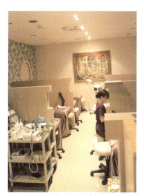

スキンケア室

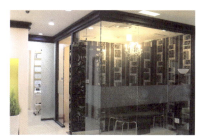

カウンセリング室

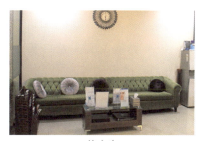

待合室

住　所	ソウル市 中区 忠武路2街65-9 Tabby 8階
アクセス	地下鉄4号線明洞駅7番出口から徒歩約1分
TEL	82-2-3789-1110
診療時間	11:00～20:00(土～16:00)、日曜日祝日は休診

She's 整形外科

http://shesps.jp/html/main/

釜山で最も日本人が訪れる美容整形外科として知られ、日本語が通じるスタッフは常に2人以上といつでも安心して施術が受けられる病院。また、日本だけでなく、中国、ロシア、英語圏に対応するスタッフも多くグローバルな客層でも知られる。脂肪移植やシワ整形など特にアンチエイジング施術に定評が高く、親子3代で通う顧客もいるほど。韓国内、海外の区別なく、治療費をホームページでクリアに公開していることも人気の一つ。九州からは船で月に1、2回通うリピーターも多い。

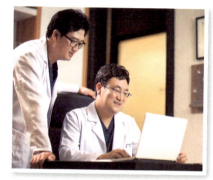

左より、オ・フンチャン院長
キム・ギョンホ代表院長

病院の特徴＆人気の施術項目

- 脂肪移植……自身の血液を使用しPRP脂肪移植で治療。童顔や輪郭補正など様々な部位に活用できる効果的な施術
- 目の整形……二重手術から目の形を整え、目尻、目頭や目元矯正術まで総合的な手術
- 脂肪吸引……メスを最小限にし、部位別にスリム化する治療
- リフティングレーザー……タルミや小ジワに効くメスなしのアンチエイジング効果のレーザー治療
- メディカルスキンケア……専門医の処方により顧客に適したレーザーを使用し、シミやソバカス、ニキビ、小ジワなど様々な症状を治療

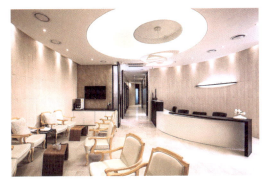

ロビー

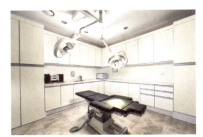

手術室

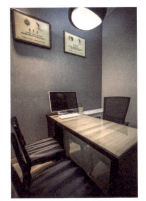

カウンセリング室

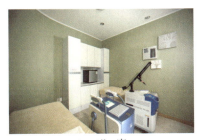

レーザー室

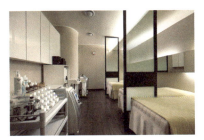

スキンケア室

住　　所　　釜山市 中区 中央洞7街 ロッテデパート光復店 アクアモール9階
アクセス　　地下鉄1線南浦駅地下道からロッテデパートへ連結。徒歩1分
TEL　　　　82-51-678-4216
診療時間　　10:30～20:00(土～18:00)、日曜日は休診

ゴウンセサン キム・ヤンジェ皮膚科医院

http://doctorkim.com/index_jpn

韓国第2の都市・釜山で一番有名な皮膚科・ゴウンセサン・キムヤンジェ皮膚科は歴史も30年と長く、釜山市民に信頼される病院として知られている。一番の魅力は、日本人スタッフが常駐しており予約から施術、アフターケアまで日本人が安心して来

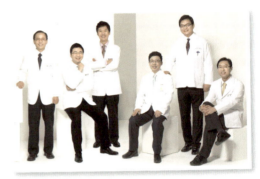

キム・ヤンジェ院長(左)と専門院長陣

院できるサービスを構築していること。また韓国の皮膚科として初めてJCI国際医療認証を獲得し、国内だけでなく、日本をはじめ各国から患者を受け入れる病院として国際機関からも認められている。皮膚科専門医が5名、麻酔専門医が1名の医療陣からなり、釜山一を誇る最新医療機器を多数備え、さまざまな患者に最適な機器を使用し治療している。また、皮膚科の専門医が開発したメディカルコスメも病院内で販売されている

病院の特徴＆人気の施術項目

- 皮膚美白、色素、刺青クリニック……シミ、ソバカス、肌のトーンの改善
- 毛穴、傷痕クリニック……毛穴、シワ、ニキビ、ニキビ跡の改善
- アンチエイジングクリニック……シワ、リフトアップ、肌の弾力の向上
- 肥満、体型クリニック……ダイエットや気になる体型の矯正プログラム
- 脱毛、毛髪クリニック……頭皮ケア、メゾテラピー、毛髪移植
- プチ整形……ボトックス、ヒアルロン酸、FAMI自家脂肪移植

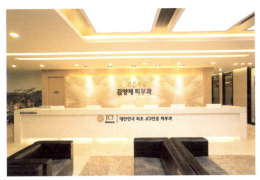
ロビー

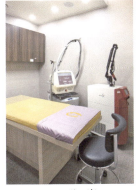
レーザー室

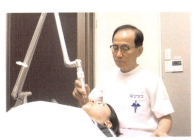
レーザー治療

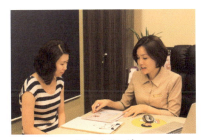
カウンセリング

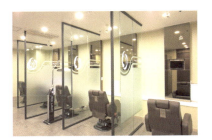
頭皮ケアルーム

住　所	釜山市 釜山鎮区 中央大路686 5階
アクセス	地下鉄1.2線西面2番出口から徒歩約10分
TEL	82-51-805-1004 [日本語直通 82-70-4635-5221]
診療時間	10:00～20:00(土～17:00、祝日～13:00)、日曜日は休診

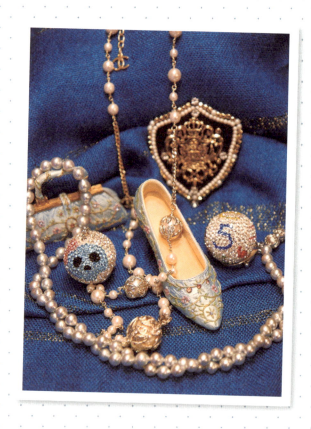

Special Advice 3
美容整形施術別費用一覧

—項目—
- 目
- 鼻
- フェイスライン
- バスト
- 脂肪吸引
- ボトックス
- ヒアルロン酸
- レーザー
- メディカルスキンケア
- 脂肪移植
- 頭皮
- 毛髪ケア

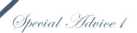
Special Advice 1

※100W(ウォン)≒10.91円(2014年12月24日現在)

整形箇所	施術内容	施術時間	施術費(ウォン)
目	二重まぶた(埋没法)	60分	600,000
	二重まぶた(切開法)		800,000
	目尻切開術		400,000
	目頭切開術		400,000
	目元矯正術	90分	1,000,000
鼻	鼻柱隆鼻術	60分	1,200,000
	鼻先整形術	60〜90分	1,300,000
フェイスライン(頬骨整形)	頭皮切開頬骨整形	180分	10,000,000
	口腔切開頬骨整形		7,000,000
フェイスライン(エラ縮小整形)	アゴの骨切術		7,000,000
バスト(豊胸・乳房拡大)	ワキ切開術(コヒーシブジェル)	120分	5,000,000
	ワキ切開術(水滴)		6,000,000
	乳輪切開術		10,000,000
脂肪吸引	腹部吸引術(上部+下部)	120〜180分	2,500,000
	ヒップライン吸引術		1,200,000
	太もも吸引術		3,500,000
	二の腕吸引術		1,200,000
	背中吸引術		1,200,000
ボトックス(アラガン社正規品)	目元シワ	10分〜	180,000
	眉間のシワ		180,000
	額シワ		360,000
	鼻筋シワ		180,000
	口まわりのシワ		180,000
	あごのエラ張		600,000
	顔全体のシワ		720,000
ヒアルロン酸 小ジワ改善・顔に張りを与える	輸入品(ジュビダーム、レスティレン)1cc	10分〜	840,000
	韓国品(ブティラス、クレビエル)1cc		480,000
	韓国品(水光注射)1cc		130,000
	韓国品 美白施術+(水光注射)1cc		360,000

※費用参考医院(She's整形外科 ・ キム・ヤンジェ皮膚科)

整形箇所	施術内容	施術時間	施術費(ウォン)
フィラー(スカルトラ) へこんだ頬・こめかみ	1本5cc	10分〜	1,080,000
レーザー シミ・肝斑・色素沈着	シミ・ソバカス IPL(特殊光治療)	30分〜	180,000
	シミ・ソバカス レーザートーニンク		180,000
	肝斑 クライオセル(CO2レーザー施術複合)		120,000
	毛穴(ダイアモンドピーリング)		180,000
	肝斑・刺青、ソバカス(ルビー)		240,000
	小ジワ・ニキビ跡(イントラセル)		240,000
リフティングレーザー たるみ・弾力・毛穴	ウルセラ(両頬)	40分〜	1,800,000
	(顔)		2,640,000
	(首)		2,640,000
	ダブロ(両頬)		300,000
	(顔)		800,000
	(首)		300,000
	サマージ(顔)		3,000,000
	インフィニ(顔)		500,000
メディカルスキンケア 老化防止・美白・ 小ジワ対策	バイタルイオント(ビタミンCケア)	60分〜	60,000
	イオンザイム(ビタミンCABケア)		120,000
	高周波ケア		100,000
	メガビタピール(美白+コラーゲン)		120,000
脂肪移植 (数ヶ月内に3回の移植)	おでこ(1次+2次+3次)	都度60分〜	1,500,000
	あご(1次+2次+3次)		1,100,000
	目の下(1次+2次+3次)		1,000,000
	眉間(1次+2次+3次)		1,000,000
	横頬(1次+2次+3次)		1,400,000
	ほうれい線シワ(1次+2次+3次)		1,100,000
頭皮・毛髪ケア	頭皮栄養剤塗布+メゾテラピー	60分〜	60,000
	上記+頭皮スケーリング+スチーマー		84,000
	上記+アロマ頭皮マッサージ+酸素テラピー		108,000
	頭皮スケーリングのみ(老廃物除去)		36000

ピ・ヒョンジョン
梨花女子大学国文科卒。「フィガロ」「KIKI」「ELLE」のファッション兼ビューティーエディターを担当し、「エビノウエル」編集長を歴任。スタイル＆ビューティークリエイターとして各メディアを通じ活発的な活動をするかたわら、オリーブTVのビューティー専門放送プログラム「GET IT BEAUTY」、東亜TVの「ピ・ヒョンジョンのシークレットショッピングファイル」の企画進行を行った。

Secret Shopping! 韓国美容整形 スタイルブック
2015年2月25日　初版第1刷発行

著者
ピ・ヒョンジョン

編集
井上美知子

ブックデザイン
原田恵都子（ハラダ＋ハラダ）

イラストレーション
原田リカズ

マーケティング
鈴木文

印刷・製本
株式会社クリード

写真
韓国俳優…株式会社アフロ
扉・文中…井上美知子
Petit・クリニック…美容整形医院提供

編集協力
丹野幸子　伊藤明恵

発行人
永田金司　金承福

発行所
株式会社クオン
〒104-0052　東京都中央区月島2-5-9
電話 03-3532-3896　FAX 03-5548-6026　URL www.cuon.jp/
ISBN 978-4-904855-23-2
万一、落丁乱丁のある場合はお取替えいたします。小社までご連絡ください。